Hanane Boukrous

Potenciais novos biomarcadores da nefropatia diabética 2

ScienciaScripts

Imprint
Any brand names and product names mentioned in this book are subject to trademark, brand or patent protection and are trademarks or registered trademarks of their respective holders. The use of brand names, product names, common names, trade names, product descriptions etc. even without a particular marking in this work is in no way to be construed to mean that such names may be regarded as unrestricted in respect of trademark and brand protection legislation and could thus be used by anyone.

Cover image: www.ingimage.com

This book is a translation from the original published under ISBN 978-620-6-71058-5.

Publisher:
Sciencia Scripts
is a trademark of
Dodo Books Indian Ocean Ltd. and OmniScriptum S.R.L publishing group

120 High Road, East Finchley, London, N2 9ED, United Kingdom
Str. Armeneasca 28/1, office 1, Chisinau MD-2012, Republic of Moldova, Europe
Managing Directors: Ieva Konstantinova, Victoria Ursu
info@omniscriptum.com

Printed at: see last page
ISBN: 978-620-8-38506-4

Hanane Boukrous

Potenciais novos biomarcadores da nefropatia diabética 2

Conteúdo

Introdução

A diabetes mellitus (DM) é uma doença complexa. A riqueza de dados sobre novas tecnologias e tratamentos está a fazer avançar rapidamente o nosso conhecimento da diabetes e das suas complicações e a nossa capacidade de as gerir, mas coloca desafios aos médicos e a outros profissionais de saúde (1) . Além disso, está a representar um pesado encargo económico para os doentes e as suas famílias, bem como para os sistemas nacionais de saúde (2).

A fisiopatologia subjacente a esta doença complexa e heterogénea distingue diferentes tipos de diabetes: diabetes de tipo 1 (DM1), diabetes de tipo 2 (DM2) e diabetes gestacional (3).

Tem sido sugerido que a DM1 e a DM2 representam os extremos do espetro da doença diabética e que a classificação dicotómica tradicional está a dar lugar a uma classificação cada vez mais matizada (4).

Infelizmente, a DMT2 tornou-se um verdadeiro problema de saúde pública, não só devido à sua prevalência elevada e em constante aumento, que representa quase 90% dos casos, mas também devido às patologias associadas, em particular as doenças cardiovasculares, responsáveis por uma elevada taxa de morbilidade e mortalidade (5).

De facto, a prevalência da DMT2 aumenta acentuadamente com a idade "a idade de início da doença deslocou-se para os jovens adultos e mesmo para os adolescentes nas últimas décadas" devido ao desenvolvimento da obesidade, a um estilo de vida sedentário e a um consumo energético excessivo (5).

As complicações atribuíveis a esta pandemia são numerosas, locais ou gerais, insidiosas, crónicas e frequentemente graves, uma vez que a duração de vida de um diabético é reduzida em cinco a dez anos (6).

Os grandes clássicos - resultado da conjugação dos efeitos deletérios da microangiopatia e da macroangiopatia, ligadas por mecanismos semelhantes - mantêm-se, mas a sua apresentação tem-se alterado com a melhoria do controlo terapêutico, o aparecimento de novos conceitos e o envelhecimento da população diabética (6).

A nefropatia diabética (ND) é uma das complicações microvasculares mais graves da diabetes (6), que se tornou a principal causa de doença renal terminal (ESRD). A nefropatia é principalmente a consequência da microangiopatia. Atualmente, a DMT2 é a principal causa de admissão à diálise na Europa.

Os mecanismos da insuficiência renal na DMT2 são complexos, interligados e muitas vezes incertos, uma vez que a biópsia renal só é efectuada em 20% dos casos (e é raramente utilizada por ser invasiva e não haver indicações clínicas rigorosas nesta fase da doença). É muito difícil distinguir entre uma verdadeira complicação da diabetes e uma comorbilidade associada à diabetes. Para além da microangiopatia, ligada principalmente ao efeito da hiperglicemia sobre a morfologia e a função glomerular, existem os efeitos adversos da idade, da hipertensão arterial (HA) e da aterosclerose, de tal forma que a progressão para a insuficiência renal marca também uma etapa na progressão do risco cardiovascular (6).

A história estereotipada da nefropatia diabética começa com um aumento da excreção urinária de albumina (microalbuminúria), sinal inicial da lesão glomerular, que progride a uma taxa de 2,8% por ano para a macroproteinemia e depois, a uma taxa anual de 2,3%, para a insuficiência renal, segundo os dados do UKPDS (UK prospective diabetic study) (6).

Estas diferentes fases são acompanhadas por lesões histológicas que permanecem silenciosas durante muito tempo, progredindo desde a fase de hipertrofia glomerular até ao espessamento da membrana basal glomerular, seguido de expansão mesangial e acumulação de matriz extracelular no glomérulo.

Esta sequência, que está bem descrita na DM1, é muito mais difícil de identificar na DM2, onde a macroangiopatia compromete a doença tanto de forma sincrónica como independente.

Por conseguinte, é essencial identificar qualquer deterioração da função renal numa fase precoce, medindo anualmente a creatinina (para estimar a taxa de filtração glomerular) e a microalbuminúria (6).

No entanto, estas ferramentas de investigação têm tido as suas limitações de utilização e são por vezes insensíveis à deteção de insuficiência renal precoce.

De facto, verificou-se que a excreção urinária de albumina (EAU) e o declínio da taxa de filtração glomerular (TFG) podem ocorrer separadamente e de forma complementar: nefropatia normoalbuminúrica. Isto implica que a albuminúria não é capaz de prever a ND e a progressão para ESRD em todos os doentes e levanta questões importantes sobre se estes dois marcadores de disfunção renal diferem em termos de mecanismos patogénicos, implicações prognósticas e medidas terapêuticas (7).

A microalbuminúria, que constitui um importante indicador "gold standard" para avaliar a progressão da nefropatia diabética, nomeadamente com a diminuição da taxa de filtração glomerular, não é suficientemente precisa para avaliar a gravidade ou o prognóstico apenas com base no grau de proteinúria. Tanto mais que, de acordo com a história natural da evolução da ND estabelecida por Mogensen no final dos anos 80 (8), a excreção urinária de albumina (EAU), que aparece cinco ou mesmo mais anos após a progressão da diabetes durante dez anos, a microalbuminúria só é observada na terceira fase da evolução da ND. Assim, a doença é clinicamente silenciosa até uma fase avançada.

Na ausência de deteção e intervenção, os doentes correm o risco de sofrer danos irreversíveis significativos ou de morrer em consequência da sua insuficiência renal. A deteção precoce não só contribuirá para o tratamento clínico dos doentes, como também estimulará a investigação de novas terapêuticas para a doença renal (9).

Além disso, a função renal comprometida pode estar presente mesmo em doentes com excreção urinária de albumina normal. Este facto sugere a necessidade de rastrear os doentes vários anos antes do início da microalbuminúria (8).

Por outro lado, a taxa de filtração glomerular, cuja estimativa se baseia num biomarcador endógeno simples, é mal avaliada apenas pela determinação da creatinina sérica (que depende da massa muscular, do consumo de carne e da idade) (10).

Foram envidados grandes esforços para desenvolver uma estimativa exacta da taxa de filtração glomerular, razão pela qual foram utilizadas várias equações que incorporam dados antropométricos para estimar a TFG. As mais utilizadas e recomendadas são a fórmula de Cockcroft-Gault, simples mas não muito exacta. Para compensar este facto, foram estabelecidas outras equações mais recentes (Modification of Diet in Renal Disease (MDRD), Mayo Clinic Quadratic, CKD-EPI) com base em populações que incluem indivíduos sem insuficiência renal (11).

No entanto, os melhores procedimentos para estimar a taxa de filtração glomerular dependem da eliminação de 51Cr-EDTA ou iohexol, que raramente são utilizados em contextos clínicos ou em estudos de investigação em grande escala (11) .

Para ultrapassar todas estas controvérsias, faria todo o sentido medir biomarcadores da função renal que pudessem otimizar as estratégias de deteção precoce, prevenção e tratamento da nefropatia diabética.

A fim de qualificar corretamente os potenciais marcadores de lesão renal na DMT2, é útil classificá-los de acordo com a estrutura renal afetada pelo processo patológico.

Nesta base, é feita uma distinção entre os marcadores de lesão glomerular, incluindo a transferrina, a imunoglobulina G (IgG), a ceruleoplasmina, a cistatina C (Cys C) e a nefrina, e os marcadores de lesão tubular, como a lipocalina de neutrófilos associada à gelatinase (NGAL), a alfa-1-microglobulina, a molécula de lesão renal-1 (KIM-1) e a beta 2 microglobulina (ß2-M) (12).

A Cys-C foi proposta como um biomarcador sérico endógeno alternativo para a estimativa da função renal. A Cys C é uma proteína livremente filtrada no glomérulo e quase inteiramente reabsorvida e catabolizada pelas células epiteliais dos túbulos proximais. Pensa-se que a sua síntese é constante e não é afetada pela massa muscular ou pela dieta, pela idade ou por condições inflamatórias (13).

Tal como o ß2-M, que é um componente-chave do sistema imunitário adaptativo, também é filtrado livremente no glomérulo, sendo depois completamente reabsorvido e metabolizado pelas células epiteliais dos túbulos proximais. Os seus níveis aumentam com o declínio da função renal (14).

Por conseguinte, é essencial identificar sempre um marcador simples, fiável, inequívoco e reprodutível para detetar lesões renais numa fase precoce.

Apesar desta abundância de conhecimentos, a comunidade científica só agora começa a converter o rastreio destes biomarcadores numa prática clínica normalizada, a fim de oferecer aos doentes um tratamento adequado. Foi desenvolvida uma técnica baseada na proteómica urinária, conhecida como classificador da doença renal crónica (*DRC*), para prever a progressão da DRC e distinguir os doentes com DRC de acordo com a gravidade da doença. O alargamento deste rastreio proteómico a indicadores de stress oxidativo e de inflamação e a biomarcadores tubulares, bem como uma abordagem metabolómica, poderiam melhorar ainda mais o prognóstico (15).

O desafio continua a ser grande, mas o conhecimento da doença renal no contexto da diabetes está a melhorar. Podemos, portanto, esperar progressos num futuro próximo para reduzir este defeito, que degrada a qualidade de vida dos doentes, compromete a sua vitalidade e aumenta consideravelmente os custos dos cuidados de saúde (16).

CAPÍTULO 1

2.1. Diabetes mellitus

2.1.1. Definição e critérios de diagnóstico

2.1.1.1. Definição

A DM é um grupo de doenças metabólicas caracterizadas por hiperglicemia crónica que ocorre quando o pâncreas não produz insulina, ou não produz insulina suficiente, ou quando o organismo é incapaz de utilizar corretamente a insulina que produz (3, 17).

A diabetes é um importante problema de saúde pública, sendo uma das quatro doenças não transmissíveis prioritárias visadas pelos líderes mundiais. Nas últimas décadas, tem-se registado um aumento constante do número de casos de diabetes e da prevalência da doença (18).

2.1.1.2. Critérios de diagnóstico

O diagnóstico da diabetes pode ser efectuado de três formas diferentes, que, na ausência de uma hiperglicemia evidente, terá de ser confirmada por uma segunda medição:

- Sintomas de diabetes (poliúria, polidipsia, perda de peso inexplicável, sonolência ou mesmo coma) e glicemia em qualquer altura >2,00 g/L (11,1 mmol/L). - Glicemia em jejum >1,26 g/L (7,00 mmol/L).
- Glicemia 2 h após uma carga de glicose de 75 g em hiperglicemia tolerância oral à glucose (OGTT) >2,00 g/L (11,1 mmol/L).

O Comité Internacional de Peritos em Diabetes, criado em 1995 a pedido da ADA, propôs uma nova categorização e critérios de diagnóstico para a diabetes (17).

Em 2010, a ADA aprovou a utilização da hemoglobina glicada (HbA1c) como biomarcador de diagnóstico da diabetes e da pré-diabetes, com base nas recomendações de um painel de peritos internacionais que incluía representantes da ADA, da Federação Internacional da Diabetes (IDF) e da Associação Europeia para o Estudo da Diabetes (EADS). A Sociedade Suíça de Endocrinologia aprovou recentemente a aplicação destas recomendações na Suíça (19).

Quadro 1: critérios de diagnóstico da diabetes (20)

1. HbA1c ≥6,5%. Le test doit être effectué par un laboratoire utilisant une méthode certifiée NGSP et standardisée au DCCT ou 2. Glycémie plasmatique à jeun ≥7 mmol/l (126 mg/dl) ou 3. Glycémie plasmatique ≥11,1 mmol/l 2 heures après la prise de 75 g de glucose (TTG) (200 mg/dl) ou 4. Présence des symptômes classiques d'hyperglycémie avec une glycémie à n'importe quel moment de la journée ≥11,1 mmol/l
Critères pour le diagnostic de prédiabète
Glycémie plasmatique à jeun entre 5,6 et 6,9 mmol/l (100-125 mg/dl) ou Test de tolérance au glucose 7,8-11 mmol/l (140-199 mg/dl) ou HbA1c 5,7-6,4%
NGSP: National glycohemoglobin standardiazation program; DCCT: Diabetes control and complication trial; TTG: test de tolérance au glucose.

Para a Organização Mundial de Saúde (OMS), um nível de HbA1c > 6,5% é um critério de diagnóstico de diabetes, mas não de hiperglicemia intermédia, porque a qualidade da garantia da medição da HbA1c não está disponível em todo o mundo. Atualmente, a OMS recomenda um TOTG de duas horas para detetar tolerância à glicose diminuída e glicemia de jejum diminuída. No entanto, um número crescente de provas fiáveis sugere que um OGTT de uma hora é um método mais razoável para detetar a hiperglicemia intermédia em qualquer momento (18).

2.1.2.Classificação

Em 1965, a OMS publicou o seu primeiro relatório sobre a classificação da diabetes, que se baseava num critério principal, a idade; este relatório abrangia quatro grupos etários (21).

Foram adoptadas actualizações em 1980 e 1985, respetivamente; estes relatórios de classificação incluíram dois tipos de diabetes: a diabetes mellitus insulino-dependente, por vezes conhecida como diabetes tipo 1 (DM1), e a não insulino-dependente tipo 2; além disso, introduziram duas outras classes de DM: "outros tipos de diabetes" e diabetes gestacional. No entanto, o relatório de 1985 omitiu os termos "DM1" e "DM2", e introduziu a classe de DM relacionada com a diabetes mellitus por desnutrição relativista (DMDM) (21).

Estas categorias foram incluídas na Classificação Internacional de Doenças em 1991 e na décima revisão da Classificação Internacional de Doenças em 1992. A classificação nosológica da diabetes, publicada em 1997 por um grupo de peritos sob a responsabilidade da ADA, substitui a classificação elaborada em 1979 pelo National Diabetes Data Group e aprovada em 1980 pela OMS (22).

Em 1999, a OMS propôs que a categorização deveria englobar não só as várias etiologias da diabetes, mas também as diferentes fases clínicas da doença. Assim, reintroduziu os termos DM1 e DM2, mas ao mesmo tempo retirou a noção de DMDM devido à falta de provas que sustentassem a sua existência como um tipo distinto (21).

Idealmente, um sistema de classificação único para a diabetes deveria responder a três objectivos principais: cuidados clínicos, etiopatologia e epidemiologia. Nesta perspetiva, as principais sociedades científicas consideram que o ideal é definir um sistema de classificação que dê prioridade aos cuidados clínicos e ajude os profissionais de saúde a escolher os tratamentos adequados e a decidir se devem ou não iniciar a insulinoterapia (21).

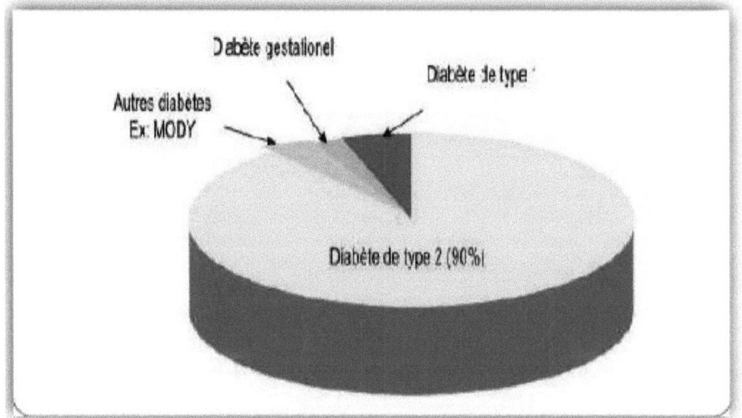

Figura 1: Classificação da OMS para a diabetes (4)

O único sistema de classificação que atualmente o poderia fazer é um baseado em parâmetros clínicos para identificar subtipos de diabetes. Uma classificação baseada nestas medidas teria uma aplicabilidade global limitada (21).

1.1.1.1. Diabetes tipo 1

É responsável por menos de 10% dos casos de diabetes. Corresponde à destruição da célula beta de Langerhans, resultando normalmente numa deficiência absoluta de insulina. Divide-se em 2 subtipos:

> DM1 autoimune

Durante o qual a destruição das células beta por um processo autoimune é autenticada pela presença de anticorpos anti-ilhotas, anti-insulina, anti-glutamato descarboxilase e anti-tirosina fosfatase. A diabetes autoimune pode ocorrer em qualquer idade, incluindo após os 70 anos (21).

T1DM idiopático

Afecta uma minoria de doentes. Alguns apresentam uma insulinopénia permanente com cetoacidose de origem desconhecida; esta forma, que tem uma forte componente hereditária, é mais frequente em indivíduos de origem africana ou asiática. Nos africanos, uma forma semelhante é caracterizada por uma cetoacidose reveladora, após a qual a terapêutica com insulina não é essencial (17) .

A DM1 é uma das doenças crónicas mais comuns na infância, embora a DM2 também ocorra em crianças mais velhas e esteja a aumentar devido à maior prevalência de excesso de peso e obesidade nas crianças (2).

1.1.1.2. Diabetes tipo 2

A DM2 é o tipo mais comum, sendo responsável por cerca de 90% de todos os casos de diabetes a nível mundial (2).

A DM2 corresponde à antiga terminologia de DM não insulino-dependente e combina uma resistência à insulina dominante com uma insulinopénia relativa, uma redução predominante da secreção de insulina associada ou não à resistência à insulina (21).

1.1.1.3. Diabetes gestacional

A diabetes gestacional é uma das complicações mais frequentes da gravidez, com uma prevalência que varia entre 1 e 25%, consoante o país, o grupo étnico, a idade e o índice de massa corporal (IMC) (23).

A OMS define a diabetes gestacional como uma intolerância à glucose que conduz a uma hiperglicemia de gravidade variável, diagnosticada pela primeira vez durante a gravidez. A diabetes gestacional deve, por conseguinte, ser distinguida de uma gravidez numa mulher com diabetes previamente conhecida, mais frequentemente DM1, mas também DM2 ou MODY (23).

As principais complicações associadas à diabetes gestacional são a macrossomia (com uma prevalência de 15-30%), a hipertensão gestacional e a pré-eclâmpsia, bem como o risco de a mulher desenvolver DM2 nos anos que se seguem ao parto (24).

1.1.1.4. Outros tipos de diabetes

A diabetes monogénica, como o próprio nome indica, resulta da mutação de um único gene e é muito menos frequente, representando 1,5 a 2% de todos os casos, embora estes números possam estar subestimados: é frequentemente diagnosticada erradamente como DM1 ou DM2.

Estas formas monogénicas cobrem um amplo espetro, desde a DM neonatal (por vezes denominada "diabetes infantil monogénica") até à diabetes juvenil de início na maturidade (MODY), incluindo doenças sindrómicas raras associadas à diabetes (2).

Uma outra distinção entre os catorze subtipos diferentes de diabetes MODY leva não só a diferenças no tratamento clínico, mas também a diferentes previsões do risco de complicações (2).

Quadro 2: Classificação da OMS e da ADA da diabetes mellitus em 1988 (25)

1. Diabète sucré de type 1
   a. auto-immun (trouble des cellules β)
   b. idiopathique (rare, sans élément pour facteur auto-immun)
2. Diabète sucré de type 2 (résistance à l'insuline et défaut de sécrétion d'insuline)
3. Types spécifiques de diabète
   a. Défaut génétique de la fonction des cellules β (Maturity Diabetes of the Young: MODY). Actuellement, cinq défauts différents sont connus dans le diabète de type MODY:
      MODY 1: défaut de l'Hepatocyte nuclear factor 4α (HNF-4α)
      MODY 2: défaut de la glucosinase
      MODY 3: défaut de l'HNF-1α
      MODY 4: défaut de l'IPT-1 (insulin promoter factor-1)
      MODY 5: défaut de l'HNF-1α, diabète mitochondrial, autres
   b. Défaut génétique dans l'action de l'insuline (résistance à l'insuline de type A, Lepréchaunisme, syndrome de Rabson-Mendenhall: défaut des récepteurs à l'insuline, diabète lipo-atrophique, autres)
   c. Maladies du pancréas exocrine (pancréatite, néoplasie, fibrose kystique, hémochromatose, pancréatopathie fibro-calculeuse, autres)
   d. Endocrinopathies (acromégalie, syndrome de Cushing, phéochromocytome, syndrome de Conn, autres)
   e. Induit par les médicaments (stéroïdes, pentamidine, acide nicotinique, diazoxyde, thiazides, inhibiteurs de la protéase, autres)
   f. Infections (rougeole congénitale, oreillons, virus Coxsackie, cytomégalovirus)
   g. Formes rares de diabète immunogène (syndrome de Stiff-Man, anticorps anti-insuline-récepteurs, autres)
   h. Autres syndromes génétiques associés au diabète (trisomie 21, syndrome de Klinefelter, syndrome de Turner, dystrophie myotonique, autres)
4. Diabète gestationnel

Outras patologias podem também causar diabetes: tipos específicos de diabetes de acordo com a mais recente classificação da OMS (21) (quadro 2).

2.1.3. Prevalência de diabetes

2.1.3.1. Prevalência da diabetes a nível mundial

O crescimento demográfico e o envelhecimento da população contribuíram em 40% dos casos para o aumento do número de diabéticos: o número de pessoas com diabetes aumentou significativamente entre 1980 e 2014, passando de 108 milhões para os valores actuais, que são cerca de quatro vezes superiores (26). É de salientar que a incidência desta doença está a aumentar nas regiões onde se regista um aumento do excesso de peso e da obesidade, bem como nas regiões com rendimentos elevados.

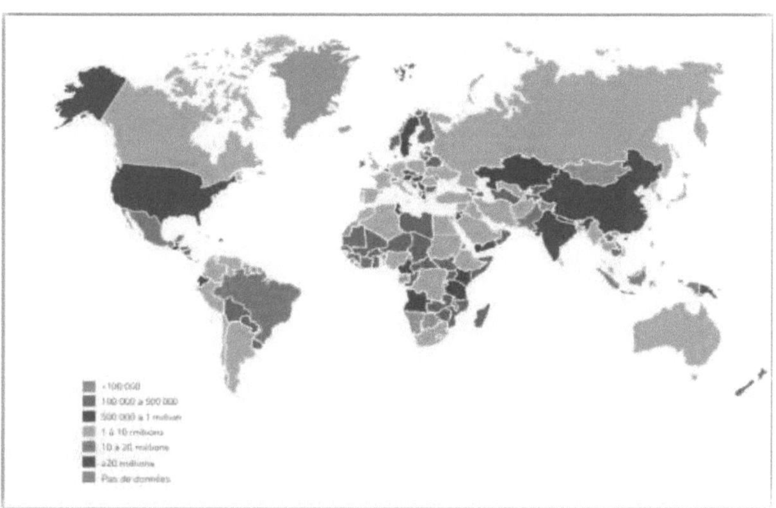

Figura 1: Estimativa do número total de adultos (com idades compreendidas entre os 20 e os 79 anos) que vivem com diabetes

em 2019 (2) baixa e intermédia ou a diabetes está a progredir dramaticamente (26). São necessárias estimativas e previsões exactas da prevalência da diabetes a nível mundial, regional e nacional para planear e monitorizar as estratégias de prevenção e tratamento (26).

A Federação Internacional da Diabetes (IDF) estimou que, a nível mundial, a prevalência da diabetes em adultos com idades compreendidas entre os 20 e os 79 anos era de 8,3% em 2012, o que representa 371 milhões de pessoas com diabetes, número que atingirá 592 milhões em 2030 (10,2%) e 700 milhões em 2045 (10,9%) (27).

2.1.3.2. Prevalência da diabetes em África e no Médio Oriente

Em África, a doença está muito disseminada, embora os números exactos sejam raros e controversos; a OMS comunicou frequências muito variáveis consoante o país. Estas frequências são mais elevadas nos países do Norte de África. Na Líbia, a prevalência é de 9,3%, na Mauritânia, por exemplo, a prevalência da diabetes situa-se entre 7,2 e 10,5%, 9,9% na Tunísia, 8,7% na Argélia, 7,35% em Marrocos e 9,3% no Egito (27).

A prevalência da diabetes foi significativamente mais elevada nas zonas urbanas (9%) do que nas zonas rurais (4,4%). Não variou significativamente entre os sexos, quer nas zonas urbanas (8,8 vs. 9,2%), quer nas zonas rurais (4,8 vs. 4,1%). A prevalência aumenta com a idade: 2,3% no grupo etário dos 20-34 anos e 13,1% no grupo dos 65 anos ou mais (28).

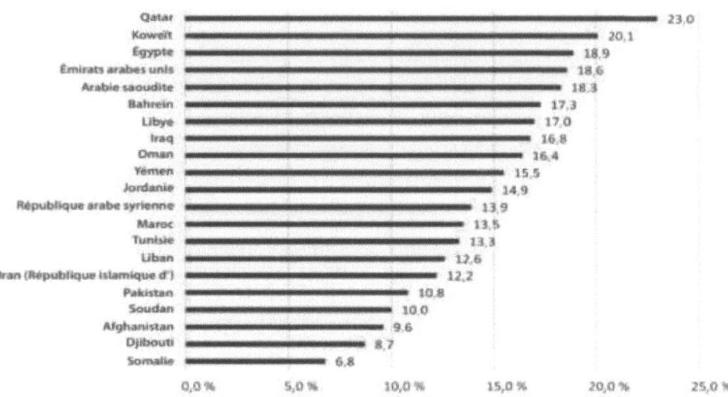

Figura 3: Prevalência da diabetes padronizada para a idade, por país, na região do Mediterrâneo Oriental (2)

Na África Subsariana, a prevalência atual da diabetes é de apenas 4,3%. No entanto, o número de diabéticos não diagnosticados é de 81,2%, e este valor deverá aumentar nos próximos 20 anos. A situação é igualmente alarmante nos países do Médio Oriente e do Golfo: entre os dez países com maior prevalência de diabetes, seis têm a taxa de mortalidade relacionada com a diabetes mais elevada do mundo. Por exemplo, a prevalência da diabetes é de cerca de 24% na Arábia Saudita, 17% no Qatar, 14,1-16,1% em Omã e 13,4% na Jordânia (27).

2.1.3.3. Prevalência da diabetes na Argélia

Um estudo efectuado na Argélia ocidental, na região de Tlemcen, revelou que, numa amostra de 7 656 indivíduos, 36% dos quais homens e 64% mulheres, a prevalência global da diabetes era de 14,2%, com predomínio do tipo 2 tanto nas zonas urbanas como nas zonas rurais: a prevalência global era de 15,3% nas zonas urbanas e de 12,9% nas zonas rurais. A distribuição etária da diabetes em ambos os sexos nos dois contextos mostra que, globalmente, os grupos etários mais afectados são os 30-39 e 40-49 anos (29).

Quadro 3: Repartição dos não-diabéticos (tipo 1 e tipo 2) por sexo

(28)

Faixa etária lans)	Ambiente urbano								Zonas rurais							
	Homens				Mulheres				Homens				Mulheres			
	N/A	Tipo 1	Tipo 2	Total	ND*)	Tipo 1	Tipo 2	Total	ND*)	Tipo 1	Tipo 2	Total	N D	Tipo 1	Tipo 2	Total
20-29	160	3	31	194	550	15	29	594	112	9	16	137	255	5	16	276
30-39	225	11	43	279	234	35	49	318	203	13	62	278	277	5	37	319
40-49	214	35	44	293	491	30	40	561	246	12	46	304	595	19	47	661
50-59	195	15	59	269	405	18	30	453	148	8	17	173	316	12	31	359
60-69	145	7	69	221	285	9	31	325	152	5	19	176	378	8	43	429
>70	218	5	10	233	367	3	9	379	168	2	18	188	231	1	5	237
-Total	1 157	76	256	1 489	2 332	110	188	2 630	1 029	49	178	1 256	2 052	50	179	2 281

N.D*: Não diabéticos.

2.1.4. Complicações da diabetes

As complicações da diabetes são comuns e são responsáveis por uma morbilidade e mortalidade consideráveis. A diabetes é uma das principais causas de doença cardiovascular, cegueira, insuficiência renal e amputações dos membros inferiores. É responsável por 10,7% da mortalidade por todas as causas a nível mundial (30).

As complicações a longo prazo da diabetes podem ser reveladoras da doença; em pessoas que vivem com DMT2 não diagnosticada, tal como podem aparecer rapidamente após o início da DMT1. Por esta razão, o diagnóstico precoce é essencial para prevenir a incapacidade e a morte por diabetes (2).

2.1.4.1. Complicações metabólicas

As complicações agudas são a principal causa de hospitalização dos doentes diabéticos, sobretudo nos serviços de urgência e nas unidades de cuidados intensivos. A gravidade destas complicações implica que o conhecimento da sua fisiopatologia seja essencial para um tratamento adequado (31) .

2.1.4.1.1. Complicações hiperglicémicas

As duas complicações hiperglicémicas da diabetes são a cetoacidose diabética e a síndrome de hiperglicemia hiperosmolar (anteriormente conhecida como coma hiperosmolar), e como a sua fisiopatologia é muito semelhante, a abordagem terapêutica destas duas complicações é quase idêntica: reidratação e insulinoterapia (31, 32).

2.1.4.1.2. Acidose láctica

A acidose láctica é uma acidose metabólica orgânica devida a uma acumulação de ácido lático por um aumento da sua produção ou uma diminuição da sua utilização. A acidose láctica ocorre quando os níveis de lactato no sangue excedem 5 mmol/l (31). A acidose láctica é a complicação mais grave do tratamento com metformina, com uma taxa de mortalidade próxima dos 50% (33); no entanto, uma meta-análise recente não encontrou qualquer diferença na incidência desta complicação em diabéticos tratados ou não com metformina (34).

2.1.4.1.3. Hipoglicemia

A hipoglicemia é uma complicação inseparável do tratamento da diabetes. A hipoglicemia é o principal fator que limita o controlo ótimo da diabetes. Os danos nos mecanismos de contra-regulação da glicose e no sistema autonómico aumentam em 25 vezes o risco de hipoglicemia grave nos DM1 e DM2 tratados com insulina (35) . O seu diagnóstico baseia-se na tríade de Whipple, caracterizada por uma descida anormal da glicemia venosa, pela presença de sintomas neuroglicopénicos e pelo seu desaparecimento com a ingestão de açúcar. A hipoglicemia nos doentes diabéticos é definida como um nível de glicose no sangue capilar inferior a 3,9 mmol/l (35). A prevenção da hipoglicemia é crucial e implica a identificação dos factores de risco e a educação individualizada de cada doente (35).

2.1.4.2. Complicações crónicas

Seja qual for o seu tipo, a diabetes pode levar a complicações que afectam várias partes do corpo e aumentam o risco global de morte prematura. Estas complicações incluem enfarte do miocárdio, acidente vascular cerebral, insuficiência renal, amputação de pernas, cegueira e lesões nervosas. Durante a gravidez, uma diabetes mal controlada aumenta o risco de morte intra-uterina (26).

As complicações da diabetes podem ser classificadas como microvasculares ou macrovasculares. As complicações microvasculares incluem lesões no sistema nervoso (neuropatia), no sistema renal (nefropatia) e nos olhos (retinopatia). As complicações macrovasculares incluem as doenças cardiovasculares (36).

2.1.4.2.1. Macroangiopatia" complicações cardiovasculares

A aterosclerose das artérias de grande e médio calibre que se encontra na diabetes é conhecida como macro-angiopatia. Esta aterosclerose não é específica da diabetes, mas caracteriza-se pelo seu início precoce, pelas suas múltiplas localizações (artérias coronárias, artérias cerebrais, artérias periféricas) e pela sua progressão. O facto de ser muitas vezes insidiosa e pouco sintomática leva a que seja frequentemente diagnosticada tardiamente, o que contribui para a gravidade do prognóstico (6).

As doenças cardiovasculares (DCV) são responsáveis por até 65% de todas as mortes em pessoas com DM1 e DM2 (37). As doenças isquémicas do coração e os acidentes vasculares cerebrais são responsáveis pela maior parte da morbilidade associada à diabetes, e numerosos estudos epidemiológicos prospectivos e retrospectivos em todo o mundo mostram que a diabetes aumenta o risco de morbilidade e mortalidade cardiovascular (2). As taxas de mortalidade devido a doenças cardíacas são 2 a 4 vezes mais elevadas nos diabéticos do que nos não diabéticos (6).

2.1.4.2.2. Complicações oculares relacionadas com a diabetes

As doenças oculares relacionadas com a diabetes são complicações particularmente temidas da diabetes e incluem essencialmente a retinopatia diabética (RD), o edema macular diabético, as cataratas e o glaucoma, mas também a diplopia e a incapacidade de focagem (2).

A RD é definida, diagnosticada e tratada exclusivamente com base na extensão da vasculopatia da retina (38). A RD é uma das principais causas de cegueira na população ativa, com terríveis consequências pessoais e socioeconómicas, apesar de ser potencialmente evitável e tratável (1).

2.1.4.2.3. Nefropatia :

A doença renal crónica (DRC) em pessoas com diabetes pode conduzir à DRN ou resultar de outras doenças associadas, como a hipertensão, a bexiga neurogénica, o aumento da incidência de infecções recorrentes do trato urinário ou a macroangiopatia (2). A nível mundial, mais de 80% da doença renal em fase terminal é causada pela diabetes, hipertensão ou uma combinação das duas (2).

A diabetes, a hipertensão e a DRC estão intimamente ligadas. Na DM2, a hipertensão precede frequentemente a DRC e contribui para a progressão da doença renal, ao passo que na DM1, a hipertensão é mais frequentemente uma consequência da DRC. A diabetes e a DRC estão fortemente associadas à DCV, pelo que o controlo da glicemia e da pressão arterial pode reduzir o risco de DCV e DRC (2).

Tabela 4: Prevalência de complicações da diabetes (38)

Região	Neuropatia (várias definições)		Nefropatia (evidente)		Retinopatia		Doença coronária	
	Mínimo	Máximo	Mínimo	Máximo	Mínimo	Máximo	Mínimo	Máximo
África	27.6	31.2	5.3	23.8	15.1	55.4	n.d.	na.
Mediterrâneo Oriental e Médio Oriente	21.9	56.0	6.7	6.7	14.4	64.1	15.0	19.8
Europa	16.8	33.7	7.6	15.0	11.3	44.7	3.3	25.2
América do Norte	28.5	47.6	6.1	6.1	28.5	62.1	9.8	43.4
Sul e Centro América	n.d.	n.d.	11.3	11.3	n.d.	n.d.	n.d.	n.d.
Sudeste Asiático	12.7	15.0	3.8	3.8	11.0	30.2	2.0	33.7
Pacífico Ocidental	7.3	44.0	1.0	57.1	21.0	48.6	1.0	31.1
Em geral	7.3	56.0	5.3	23.8	11.0	64.1	1.0	43.4

n.a. noi disponível.
Fonte. *Diabetes abas (59)*

2.1.4.2.4. Neuropatia :

A polineurite sensitivo-motora detetável ocorre no prazo de dez anos após o início da diabetes em 40-50% das pessoas com DM1 ou DM2 (39).

A neuropatia periférica é a forma mais comum de neuropatia diabética. Afecta os nervos distais dos membros inferiores, sobretudo os dos pés. Esta altera principalmente a função sensorial de forma simétrica, provocando sensações anormais e dormência progressiva (38) .

As amputações dos membros inferiores em pessoas com diabetes são dez a vinte vezes mais comuns do que em pessoas sem diabetes (2).

2.1.4.3. Outras complicações

2.1.4.3.1. Complicações orais e dentárias

A diabetes tem um impacto negativo em todos os tecidos moles e duros à volta dos dentes. Em comparação com os não diabéticos, vários estudos sublinham o papel decisivo desempenhado pela gravidade da hiperglicemia (28). A glicação inibe a libertação de interleucina-10 (IL10) e do fator de necrose tumoral alfa (TNF-α) pelos linfócitos e macrófagos. Os diabéticos desequilibrados têm problemas orais graves, como a erupção prematura dos dentes, gengivite e periodontite, bem como mais cáries, peri-implantite, aftas, candidíase e cancro oral, que podem comprometer seriamente a qualidade de vida (2).

2.1.4.3.2. Disfunção erétil :

A disfunção erétil (DE) afecta cerca de 34-45% dos homens com diabetes. Está demonstrado que tem um impacto negativo na qualidade de vida dos homens de todas as idades. Além disso, estudos indicam que 40% dos homens diabéticos com mais de 60 anos têm DE completa (39).

Os distúrbios da ejaculação são outra disfunção sexual comum em homens diabéticos, ocorrendo em até 32% dos casos. O hipogonadismo é mais comum nos homens diabéticos do que na população em geral (39).

2.1.4.3.3. Complicações cutâneas

Um único estudo europeu prospetivo recente estimou a prevalência média de complicações cutâneas durante a evolução da DM (infecciosas ou não infecciosas e excluindo o pé diabético) em 54% dos doentes com DM1 e 61% dos doentes com DM2. A prevalência de dermatoses não infecciosas durante a evolução da DM foi estudada num estudo prospetivo francês recente e foi estimada em 56% dos doentes com DM1, em comparação com 70% dos doentes com DM2 (40).

2.1.5. Diabetes e covid 19

2.1.5.1. Introdução

As comorbilidades mais comuns relacionadas com a COVID-19 foram a hipertensão, a diabetes, as doenças cardiovasculares e as doenças do sistema respiratório (40). No entanto, as pessoas com DM estão expostas a uma maior gravidade e mortalidade do que as pessoas sem diabetes: 2,12 vezes a mortalidade, 2,45 vezes a COVID-19 grave, 4,64 vezes a síndrome de dificuldade respiratória aguda (SDRA) e 3,33 vezes a progressão da doença (41).

Tabela 5: Prevalência de comorbilidades associadas à COVID-19 (46)

	CMJ Hubei MC[1]	lanceta Wuhan SC[1]	Lancet Wuhan DC	Lancet Wuhan SC	lanceta Wuhan SC Casos graves	NEJM Hospitais S52	Pré-impressão 575 Hospitais	Lancet Wuhan DC	JAMA Wuhan SC	Alergia Wuhan SC
Tempo de seguimento	12.30-1.24	"1.2	12.20'1.23	1.2'1.25	12.24'1.26	12.11'1.31	12.21'1.31	12.29-1.31	1.1'23	1.16'2.3
Número de casos	137	41	81	99	52	1099	1590	191	138	140
Grave	137(100%)	13(32%)	/	/	52 (100%)	173 (15.74%)	254 (16%)	119 (62.3%)	36(26%)	58 (41.4%)
Morreu	16(11.7%)	/	3(4%)	11 (11%)	32 (61.5%)	15 (1.4%)	/	54(28.3%)	6 (4.3%)	/
Doença médica crónica	27 (19.7%)	13 (32%)	21(26%)	50(51%)	21 (40%)	261(23.7%)	399 (25.1%)	91(48%)	64 (46.4%)	90(64.3%)
Cardiovascular & cerebrovascular doenças[1]	>13 (>9.5%)	>6 (>15%)	>12 (>15%)	40(40%)	>7 (>135%)	>165 (>15%)	>269 >16.9%)	>58(>30%)	>43 (>31.2%)	>42 >30%)
Diabetes	14 (10.02%)	8(20%)	10 (12%)	12 (12%)	9(17%)	81 (7.4%)	130 (8.2%)	36 (19%)	14 (10.1%)	17 (12.1%)
Doenças do aparelho digestivo e do sistema endócrino}	/	/	/	>13 (13%)	/	/	/	!	/	>13 (9.3%)
Carcinoma	2(1.5%)	1(2%)	4(5%)	1(1")	2(4%)	10 (0.9%)	130(8.2%)	2(1%)	10(7.2%)	/
Doença pulmonar crónica	2(1,5%)	1(2%)	9(11%)	1(1")	4(8%)	12 (1.1%)	24(1.5%)	6(3%)	4 (2.9%)	/
Doença renal crónica	/	/	7(9%)	/	/	23 (2.1%)	28(1.8%)	2(1%)	4 (2.9%)	8(5.7%)
Doença hepática crónica	/	1(2%)	3(4%)	/	/	8(0.7%)	21(1.3%)	/	4 (2.9%)	2 (1.4%)

2.1.5.2. Diabetes e covid19

A diabetes parece ser essencialmente um fator de prognóstico na forma grave da doença. Num estudo com 201 doentes com COVID-19, a prevalência da diabetes foi de 19% nos doentes hospitalizados numa unidade de cuidados intensivos devido a pneumonia grave, em comparação com 5,1% nos doentes que apenas necessitaram de hospitalização numa unidade não intensiva. No mesmo estudo, a prevalência da diabetes foi de 25% nos doentes que morreram (42).

Dados preliminares do Serviço Nacional de Saúde de Inglaterra, disponíveis online mas ainda não publicados numa revista científica, sugerem que o risco é maior em pessoas com DM1 em comparação com DM2 (43) .

Dois estudos recentes realizados no Reino Unido referem uma correlação positiva entre o aumento do risco de morte e níveis elevados de HbA1C (43): os doentes diabéticos com HbA1c >10% (86 mmol/mol) apresentaram um risco mais elevado de morte hospitalar relacionada com a COVID-19 do que os doentes com HbA1c 6,5-7% (48-53 mmol/mol) (42). Estes dados sugerem que um bom controlo da diabetes antes da infeção tem um papel a desempenhar no prognóstico e na evolução da COVID-19. De facto, um nível elevado de HbA1c está associado a inflamação, hipercoagulabilidade e baixa SaO2 em doentes com COVID-19, e a taxa de mortalidade (27,7%) é mais elevada em doentes diabéticos (41).

2.2. Diabetes de tipo 2

A prevalência da DMT2 está a aumentar rapidamente em todo o mundo. Para além da noção de envelhecimento da população, este aumento é o resultado da interação de vários fenómenos: predisposição genética, mecanismos epigenéticos, em parte ligados a uma alimentação desequilibrada e pouco saudável das mulheres grávidas, que tem um impacto na programação in utero; atividade física limitada ou mesmo inexistente, consumo excessivo de alimentos densos em energia que favorecem o aparecimento de excesso de peso e obesidade, para não falar da possível exposição a vários poluentes tóxicos para as células ß (44-46).

A DMT2 é uma preocupação de saúde pública devido ao aumento preocupante da sua prevalência. Hoje em dia, está presente em quase todas as populações e os dados epidemiológicos sugerem que o não cumprimento dos programas eficazes de prevenção e controlo delineados pela OMS é suscetível de provocar um aumento muito acentuado da sua incidência (47, 48).

A DM2 é particularmente difícil de tratar em doentes com menos de 25 anos de idade, para os quais os fenótipos complexos podem exigir várias décadas de tratamento intensivo para minimizar o desenvolvimento e a progressão das complicações microvasculares e macrovasculares (49).

A prevalência da DMT2 aumenta acentuadamente com a idade. Os idosos com diabetes de tipo 2 são particularmente frágeis, pois combinam os efeitos do envelhecimento e da doença (49).

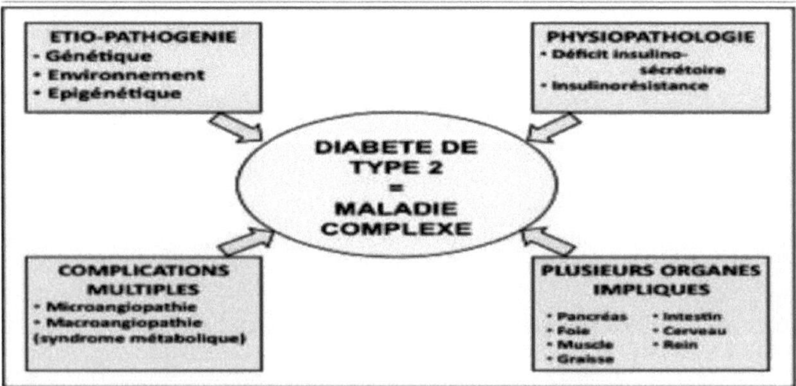

Figura 4: A complexidade da diabetes tipo 2 nas suas diferentes componentes etiopatogénicas, fisiopatológicas e clínicas (6)

2.2.2. Fisiopatologia da diabetes tipo 2

A DM2 está ligada a alterações da secreção de insulina favorecidas por uma resistência à insulina mais antiga.

2.2.2.1. Alterações na secreção de insulina

As alterações da secreção de insulina são o denominador comum de todas as formas de diabetes. São agrupadas sob a designação de disfunção insulínica: anomalias da pulsatilidade, anomalias da cinética, anomalias qualitativas, anomalias quantitativas e anomalias progressivas. Os níveis de insulina dependem não só da secreção de insulina, mas também da depuração da insulina, que está diminuída na DMT2. A maior parte desta depuração ocorre no fígado (50).

Os níveis de insulina devem ser comparados com os níveis de glucose no sangue. Num indivíduo normal, os níveis de insulina são multiplicados por 2 ou 3 quando a glicemia é experimentalmente aumentada para 120 mg/dl, e por 10 para um nível de glicemia de 225 mg/dl. O índice HOMA (homeostasis model assessment) pode ajudar nesta confrontação (51).

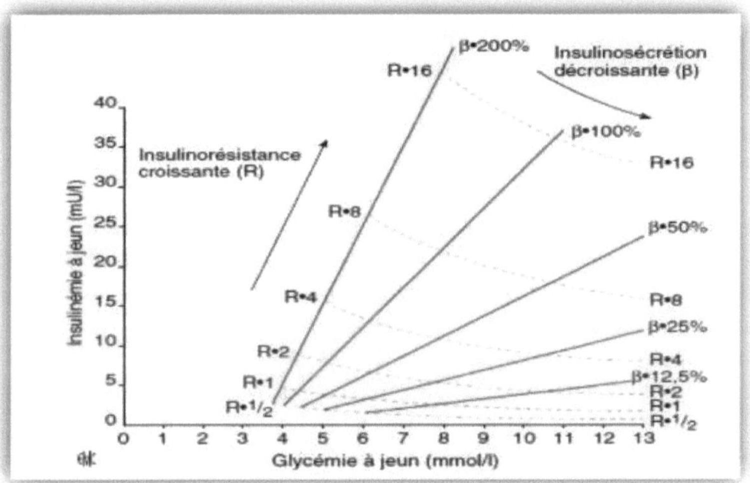

Figura 5: O modelo HOMA (57)

Na DM2, há uma redução ou desaparecimento da secreção rápida e oscilatória de insulina, que é um dos componentes da disfunção insular. Por outro lado, há uma hipersecreção anormal de pró-insulina e de peptídeos imaturos, como a pró-insulina clivada 32-33, que representam 40% dos peptídeos secretados pela célula, contra 5% nos controlos não diabéticos. Este facto pode explicar o estado de hiperinsulinismo na DMT2 (52).

Este defeito funcional seria então acompanhado por uma redução da massa total das células beta, o que contribuiria para o desenvolvimento da doença: de facto, uma redução de 65% da massa total das células beta pancreáticas está associada à DMT2 (3).

2.2.2.2. Resistência à insulina

A resistência à insulina é definida como uma redução da atividade da insulina nos

tecidos alvo (músculo, fígado e tecido adiposo), mais especificamente uma redução da sua ação na inibição da produção endógena e na estimulação da utilização periférica da glicose (52, 53).
Ao nível do adipócito, as consequências desta resistência à insulina são um aumento das concentrações plasmáticas de ácidos gordos livres, que estimulam a neoglucogénese e síntese de triglicéridos. Por outro lado, verifica-se um aumento da secreção de adipocitocinas (TNF-α, interleucina 6, resistina) que inibem a via de sinalização da insulina. Por outro lado, a secreção de adiponectina (outra adipocitocina) é reduzida, pois esta última estimula a utilização muscular da glicose através da via da AMPK (proteína quinase activada por MP) (52, 53). Outro fator incriminatório é a acumulação de ácidos gordos livres no músculo, que modifica o metabolismo da glicose, principalmente a sua penetração intracelular e catabolismo, e perturba a secreção de insulina (52-54).
Por outro lado, a exposição prolongada da célula ß a uma hiperglicemia e a concentrações elevadas de triglicéridos e de ácidos gordos livres conduz a uma redução progressiva e irreversível da secreção de insulina induzida: daí a noção de glucotoxicidade e de lipotoxicidade. Mas os verdadeiros obstáculos à ação da insulina situam-se a jusante do seu recetor, no interior das células-alvo. O controlo negativo do sinal da insulina pode resultar da degradação da hormona ou da desfosforilação do seu recetor, mas resultará sobretudo da fosforilação de resíduos de serina/treonina no recetor e nas proteínas substrato do recetor de insulina. Esta fosforilação pode ser activada por um certo número de factores patológicos implicados na resistência à insulina, como o hiperinsulinismo, o TNFa ou os AGs livres (53, 55).
Estes mecanismos podem explicar a resistência à insulina induzida pelo TNF-α, pelos ácidos gordos livres e pelos glicocorticóides e, por conseguinte, desempenham um papel importante na ligação entre a obesidade e a resistência à insulina (a acumulação intracelular de ceramidas e esfingolípidos sintetizados em excesso a partir de ácidos gordos saturados de cadeia longa) (53, 56).

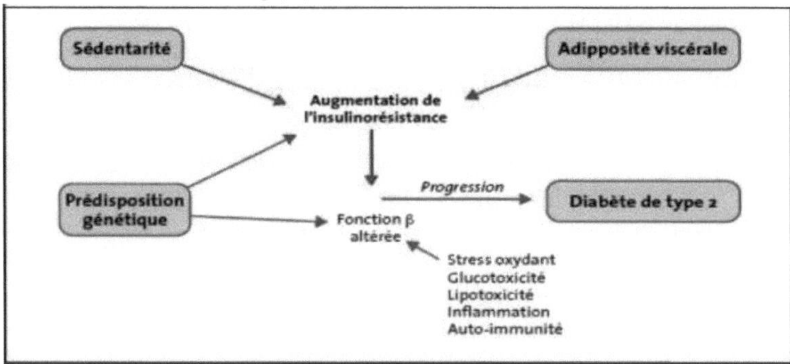

Figura 6: mecanismos fisiopatológicos progressivos e complementares envolvidos na diabetes tipo 2 (55)

A resistência à insulina também pode ser explicada por uma utilização deficiente da glucose e por uma resistência à glucose. A utilização deficiente da glucose nas células ß pode levar a uma redução da sua secreção de insulina (53, 57).

Fisiologicamente, uma vez presente na célula, a glucose tem de ser fosforilada sob a forma de glucose-6-fosfato para poder ser metabolizada. A resistência à insulina tem um impacto negativo na expressão das hexoquinases presentes nos músculos do T2DM (47).

No entanto, a oxidação e o armazenamento não são os únicos resultados possíveis para a glucose; a via das pentoses, 2-3% da glucose, pode ser utilizada para sintetizar hexosaminas, tais como

glucosamina, cujos efeitos nefastos sobre a ação e a secreção da insulina constituem um mecanismo importante de "glucotoxicidade" (53).

2.2.2.3. Inflamação das ilhotas de Langerhans

O envolvimento da inflamação das ilhotas na disfunção das células β no T2DM é agora claro. As células das ilhotas, incluindo as células β, desempenham um papel importante no início da inflamação das ilhotas, uma vez que têm a capacidade de detetar estímulos e segregar quimiocinas, bem como o polipéptido amiloide das ilhotas humanas para ativar os macrófagos (58).

Os macrófagos são a principal fonte de citocinas pró-inflamatórias nas ilhotas de Langerhans. Entre essas citocinas pró-inflamatórias, a IL-Iβ secretada por macrófagos do tipo M1 desempenha um papel crucial na iniciação e amplificação da inflamação nas ilhotas de Langerhans. Em contraste, os macrófagos do tipo M2 são essenciais para o desenvolvimento de ilhotas de Langerhans e proliferação de células β em humanos (59, 60).

Uma melhor compreensão do papel dos macrófagos na fisiologia das ilhotas pode ajudar a otimizar as estratégias que visam a IL-1. Dado que as alterações patológicas inflamatórias só foram observadas numa proporção de doentes com DMT2, a identificação de biomarcadores correlacionados com a inflamação das ilhotas ajudará a melhorar a prescrição terapêutica eficaz que visa a inflamação das ilhotas, permitindo uma seleção adequada dos doentes, sem suprimir sistematicamente os macrófagos do tipo M1 (58).

2.2.3. Factores de risco para a DMT2 :

Uma melhor compreensão da história natural da DMT2 abre novas perspectivas para a prevenção desta doença complexa (44).

Os factores de risco para a doença de Alzheimer envolvem uma combinação de factores genéticos e metabólicos que contribuem para a sua prevalência:

- Os factores não modificáveis incluem a origem étnica, a história familiar, a diabetes gestacional e a idade avançada.
- Os factores modificáveis incluem a obesidade, uma alimentação pouco saudável e o nível de atividade física, que podem contribuir para o desenvolvimento da doença de Alzheimer.

Tabela 6: Factores de risco modificáveis e não modificáveis e a sua associação com a DM2(47)

Modifiable risk factors	Non-modifiable risk factors
Overweight* and obesity† (central and total)	Ethnicity
Sedentary lifestyle	Family history of Type 2 diabetes
Previously identified glucose intolerance (IGT and/or IFG)	Age
Metabolic syndrome:	Gender
Hypertension	History of gestational diabetes
Decreased HDL cholesterol	Polycystic ovary syndrome
Increased triglycerides	
Dietary factors	
Intrauterine environment	
Inflammation	

*World Health Organization (WHO) criteria define overweight as a BMI ≥ 25 kg/m^2 [50].
†WHO criteria define obesity as a BMI ≥ 30 kg/m^2 [50]. For country/ethnic specific values for waist circumference as a measure of central obesity see table 4.
HDL, high-density lipoprotein; IFG, impaired fasting glucose; IGT, impaired glucose tolerance.

2.2.3.1. Factores não modificáveis

2.2.3.1.1. Genética

A DM2 está associada a uma forte predisposição genética. Ainda não foi possível identificar com certeza os genes ligados a esta suscetibilidade. A compreensão das diferenças entre grupos etnográficos expostos a ambientes semelhantes implica uma contribuição genética significativa (47) .

2.2.3.1.2. Idade

A prevalência da diabetes de tipo 2 aumenta acentuadamente com a idade. Nas últimas décadas, a idade de início da doença deslocou-se para os jovens adultos e mesmo para os adolescentes, sobretudo nos países em que existe um desequilíbrio significativo entre a ingestão e o gasto de energia (47).

2.2.3.1.3. Diabetes gestacional anterior

No caso da diabetes gestacional, a tolerância à glucose volta geralmente ao normal após o parto. No entanto, estas mulheres têm um risco significativamente maior de desenvolver DM2 mais tarde na vida (47).

2.2.3.2. Factores modificáveis

2.2.3.2.1. Obesidade

A prevalência da obesidade e da diabetes tipo 2 continua a aumentar em todo o mundo, atingindo níveis sem precedentes. As razões para este rápido aumento continuam a ser complexas e, de momento, não existe uma resposta clara. A existência de um balanço energético positivo resultante de um excesso alimentar, associado a um estilo de vida sedentário, são obviamente os dois factores chave para o desenvolvimento da insulinoresistência, a par de uma predisposição genética, como demonstram os estudos familiares e de gémeos monozigóticos, com graus de envolvimento muito variáveis (61).

Para além da gravidade do excesso de peso, o tipo de distribuição da gordura corporal desempenha um papel importante, em particular a acumulação de gordura na zona abdominal (62).

A resistência à insulina é o elemento chave que liga a obesidade à diabetes: o tecido adiposo é agora considerado como um órgão endócrino metabolicamente ativo capaz de produzir substâncias que modificam a sensibilidade à insulina e estão implicadas na síndrome metabólica: ácidos gordos livres, citocinas pró ou anti-inflamatórias (61, 62).

2.2.3.2.2. HTA

A hipertensão arterial está associada à DMT2 em 80% dos casos, sendo mais frequente, nomeadamente nos diabéticos idosos. Esta combinação de hipertensão e diabetes é responsável por um aumento do risco cardiovascular, com o aparecimento de morbilidade cardiovascular e deterioração acelerada da função renal.

A associação da hipertensão e da diabetes constitui um problema de saúde pública devido à sua cronicidade, à dificuldade de tratamento e à gravidade das suas complicações (63).

Estas duas patologias constituem cada uma delas um fator de risco cardiovascular com efeito cumulativo (64).

Na DMT2, a resistência à insulina desempenha um papel importante na patogénese do aumento da pressão arterial. Muito frequentemente, a hipertensão está associada à diabetes e, por vezes, precede o seu diagnóstico. A hipertensão e a diabetes interagem para acelerar o envelhecimento arterial. No contexto da DM2, a etiologia do aumento da

A pressão arterial deve-se principalmente ao excesso de peso, ao hiperinsulinismo, à resistência à insulina com ativação do sistema simpático, à estimulação do sistema renina-angiotensina, à retenção de água e a lesões endoteliais na microcirculação (65).

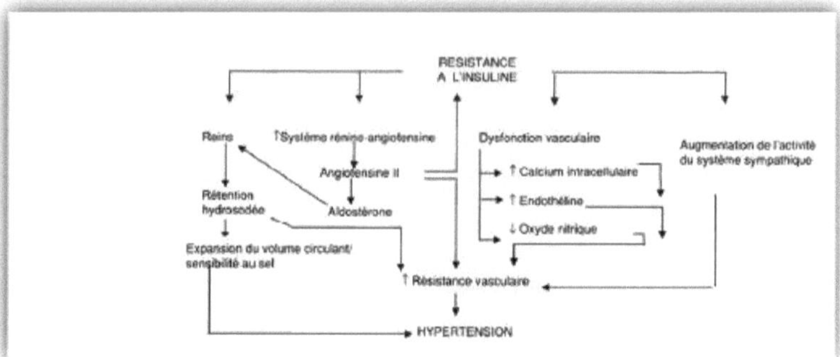

Figura 7 : Patogénese da hipertensão no contexto da resistência à insulina (65)

2.2.3.2.3. DYSLIPIDEMIA

As anomalias lipídicas são frequentes e específicas dos doentes com diabetes de tipo 2. Definem-se por níveis elevados de triglicéridos (grandes partículas de VLDL ricas em triglicéridos), uma alteração da composição das LDL (densas e pequenas), níveis baixos de HDL-C (enriquecimento das HDL com triglicéridos) e anomalias qualitativas das lipoproteínas aterogénicas (glicação das apolipoproteínas).

Estas anomalias são susceptíveis de favorecer o aparecimento de acidentes cardiovasculares, devido ao seu carácter aterogénico (66).

A dislipidemia afecta quase 50% dos doentes com DMT2 e aumenta o risco de doença cardiovascular em doentes que já se encontram em risco cardiovascular elevado. A perturbação do metabolismo lipídico parece ser um evento precoce no desenvolvimento da DMT2, podendo preceder a doença em vários anos (67).

2.2.3.2.4. Fumar

O tabagismo é um importante fator de risco cardiovascular bem conhecido. Apesar da identificação de vários agentes farmacológicos nocivos para a saúde na composição do tabaco, não foi apresentada uma explicação clara para a sua ligação a todos os efeitos patogénicos. É também possível que certos componentes do tabaco sejam tóxicos para as células B das ilhotas de Langerhans no pâncreas (68-70).

A cessação do consumo de tabaco conduz rapidamente a uma correção de várias anomalias biológicas frequentemente encontradas na presença de resistência à insulina: melhora a curto prazo o controlo glicémico nos doentes diabéticos de tipo 2 e reduz igualmente o risco cardiovascular nos doentes diabéticos (70).

O tabagismo conduz a uma hiperactivação simpática, responsável, por um lado, pelo aumento do pulso e da pressão arterial e, por outro, pelo aumento das concentrações de catecolaminas circulantes. As catecolaminas são potentes antagonistas da insulina e podem induzir um estado de resistência à insulina. Attvall *et al.* demonstraram igualmente um aumento significativo de outra hormona envolvida na contra-regulação glicémica, a hormona do crescimento (GH), durante o consumo de cigarros (70, 71).

2.2.3.2.5. Atividade física

O papel de um estilo de vida sedentário no aparecimento da doença de Alzheimer tem sido sugerido há muitos anos. Os dados epidemiológicos apoiam fortemente o papel da atividade física na prevenção da obesidade e da DM2. O comportamento sedentário, por outro lado, tem recebido menos atenção (72).

A atividade física regular aumenta a sensibilidade dos tecidos periféricos à insulina e melhora os mecanismos que controlam a glicorregulação. Para além do seu efeito hipoglicemiante, a atividade física promove a perda de peso e/ou a estabilização do peso, mesmo nos idosos (17).

O estudo de Da Qing baseia-se num aumento de uma unidade por dia de exercício físico nos tempos livres. Os resultados sobre a incidência de conversões intolerância à glicose-DT2 foram claros, passando de 15,7% dos indivíduos por ano no grupo de controlo para 8,3 no grupo submetido apenas a exercício físico. Nos pacientes com peso normal, a incidência de conversões intolerância à glicose-DT2 foi de 13,3% no grupo de controlo e de 5,1% no grupo submetido ao programa de exercício físico (17).

Quadro 7: Definição de uma "unidade de exercício físico" de acordo com o estudo de DA QING (20)

Intensité	Durée (min)	Nature
Doux	30	Marche lente, courses dans les magasins, nettoyage de la maison
Modéré	20	Marche rapide, descente d'escaliers, danse (lente), bicyclette
Intense	10	Course lente, montée des marches d'escaliers, danse (disco), volley-ball, tennis de table
Epuisant	5	Saut à la corde, basket-ball, natation.

2.2.4. Diabetes tipo 2 e síndrome metabólica

A síndrome metabólica (SM) caracteriza-se por um agregado de distúrbios metabólicos cuja coexistência no mesmo indivíduo pode corresponder a um mecanismo fisiopatológico comum, por um lado, e expor o indivíduo a um risco acrescido de aparecimento subsequente de DMT2 e doença cardiovascular, por outro (73, 74). A DM é cada vez mais considerada como um importante problema de saúde pública (75).

2.2.4.1. Definição de DM

A OMS propôs uma definição desta síndrome, legitimando assim o seu papel na saúde pública. De acordo com a definição adoptada pelo National Cholesterol Education programme Adult Treatment Panel , um indivíduo é portador desta síndrome quando apresenta pelo menos três dos cinco factores de risco seguintes:

1. Obesidade abdominal, definida como um perímetro da cintura >102 cm nos homens e >88 cm nas mulheres;
2. Um aumento dos triglicéridos em jejum >150 mg/dl;
3. Uma redução do colesterol HDL <40 mg/dl nos homens e <50 mg/dl nas mulheres;
4. Um aumento da tensão arterial >130/>85 mm Hg;
5. Um aumento da glucose no sangue em jejum >110 mg/dl.

De acordo com a IDF, um indivíduo com DM deve ter pelo menos dois outros factores entre os já incluídos na definição do National Cholesterol Education program Adult Treatment Panel II (73, 75). Esta nova definição de DM coloca, portanto, a ênfase na adiposidade abdominal (75).

2.2.4.2. Etiopatogénese

As causas da SM são multifactoriais, com três origens principais: predisposição genética, determinismo *in utero* e influência ambiental (73).

2.2.4.2.1. Predisposição genética

É geralmente aceite que cerca de 25% dos indivíduos da população em geral têm uma sensibilidade à insulina reduzida, independentemente da presença de obesidade. As causas desta anomalia são ainda mal conhecidas e a sua origem é provavelmente poligénica. Esta predisposição genética será expressa mais ou menos cedo, dependendo da exposição a factores de risco ambientais (73).

2.2.4.2.2. Determinismo in utero

Estudos epidemiológicos demonstraram que as pessoas com baixo peso à nascença têm um maior risco de desenvolver DM, hipertensão e DM2. O baixo peso ao nascer para a idade gestacional reflecte um atraso *no* crescimento *in utero*, geralmente associado a um subdesenvolvimento placentário. Esta situação favorece a adaptação metabólica *in utero* que persiste na infância, adolescência e idade adulta.

O subdesenvolvimento placentário predispõe à resistência à insulina e à diabetes mellitus, que é equiparada à DMT2 no homem (75, 76).

2.2.4.2.3. Factores ambientais

Os factores ambientais desempenham um papel importante. É o caso de um estilo de vida sedentário e de uma alimentação desequilibrada e pouco saudável, responsáveis pelo excesso de peso e, posteriormente, pela obesidade. Por fim, o stress e o tabagismo também agravam a resistência à insulina (77). Para as pessoas com DM, o risco de desenvolver DM2 é particularmente elevado nos indivíduos com obesidade abdominal (73).

CAPÍTULO 3

2.3. Nefropatia diabética (ND)

A DRC compreende um grupo de condições em que a função excretora renal está cronicamente comprometida, principalmente como resultado de danos nas estruturas renais.

A maioria, mas não todas, as formas de DRC são irreversíveis e progressivas. As lesões renais incluem :

- Perda de nefrónios devido à eliminação de células glomerulares ou tubulares.
- Fibrose que afecta tanto os glomérulos como os túbulos.
- Vascularização renal deficiente.

A DRC é uma complicação frequente da diabetes, hipertensão, nefrite, doenças inflamatórias e infiltrativas, infecções renais e sistémicas (infecções estreptocócicas, endocardite bacteriana, vírus da imunodeficiência humana -HIV-, hepatite B e C), doença renal policística, doenças auto-imunes (lúpus eritematoso sistémico), hipoxia renal, traumatismo, nefrolitíase e obstrução do trato inferior, toxicidade química ou outras (78).

Quer se trate de um envolvimento glomerular, tubular ou vascular renal, a evolução crónica acaba por convergir para alterações histológicas e funcionais comuns do rim que afectam a maior parte das estruturas renais, conduzindo a uma fibrose e a uma glomeruloesclerose progressivas e generalizadas (78). Uma vez estabelecida, a DRC pode ser diagnosticada de forma consistente, independentemente da sua causa (79).

2.3.1. Definição de ND

A diabetes está associada a 40% dos novos casos de doença renal terminal e é a principal causa (7) .

A DRM inclui a doença renal típica e outras formas de lesão renal(16).

A ND é conhecida como síndrome de Kimmelstiel-Wilson, glomeruloesclerose nodular diabética ou glomerulonefrite inter-capilar. É uma síndrome clínica caracterizada por albuminúria (>300 mg/dia ou >200 mg/min) confirmada em pelo menos duas ocasiões com 3-6 meses de intervalo, uma redução permanente e irreversível da TFG e hipertensão (80).

A síndrome foi descrita pela primeira vez pelo médico britânico Clifford Wilson (1906-1997) e pelo médico americano Paul Kimmelstiel (1900-1970) em 1936 (81).

A doença renal nos diabéticos é uma das complicações crónicas da microangiopatia. Trata-se de uma doença glomerular. É a principal causa de início de diálise nos países desenvolvidos e a sua prevalência está a aumentar (de 25 para 50%) em paralelo com o aumento da prevalência da DMT2. Os doentes diabéticos em diálise têm um risco duas vezes maior de morte cardiovascular em comparação com os doentes não diabéticos em diálise, e um risco 100 vezes maior em comparação com a população em geral. Os doentes com ND têm um risco cardiovascular muito elevado, comparável ao risco cardiovascular dos doentes com doença coronária (12, 82), que concorre diretamente com o risco de lesão renal (8, 80).

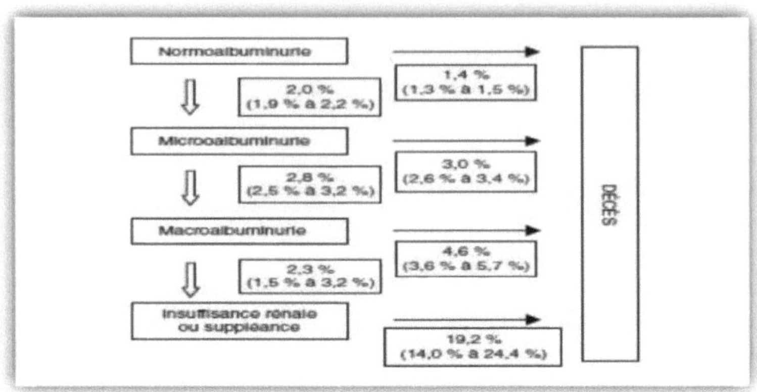

Figura 8: Taxas anuais de transição de uma fase da doença renal para a seguinte e taxas de mortalidade competitivas para cada fase da doença renal no estudo UKP (8)

2.3.2. Epidemiologia

Nos doentes com DRC, a prevalência da ND foi de 30,3%, seguida da nefrite intersticial crónica (23%) e da glomerulonefrite crónica (17,7%) (83).

Aproximadamente 20-30% dos doentes desenvolvem microalbuminúria após 15 anos de doença, e menos de metade desenvolve nefropatia completa (84).

O European Diabetes Prospective Complications Study Group (EURODIAB) e o estudo dinamarquês de 18 anos mostraram que a incidência global de microalbuminúria em doentes com DM1 e DM2 é de 12,6% e 33%, respetivamente (12).

A proteinúria desenvolve-se em cerca de 15% a 40% dos doentes com DM1, geralmente após 15 a 20 anos de diabetes (81). Em doentes com DMT2, a prevalência varia entre 5% e 20% em média (80).

Se não for tratada, o tempo que decorre entre o início da nefropatia incipiente (microalbuminúria) e o início da DRC é de 10 a 15 anos. Isto significa que a DRC ocorre, em média, 25 anos após o diagnóstico da diabetes. A ND é mais comum nos afro-americanos, asiáticos, ameríndios e hispânicos do que nos caucasianos. Os cientistas não conseguiram explicar estas taxas mais elevadas e a interação dos vários factores de risco (83).

Em comparação com os caucasianos, os doentes do Sudeste Asiático têm uma maior prevalência de proteinúria e uma menor prevalência de microalbuminúria. Este facto sugere que a progressão para a DRC é mais rápida nos indivíduos do Sudeste Asiático (85). Felizmente, esta tendência está a diminuir, muito provavelmente como resultado de uma melhor prevenção e de um diagnóstico e tratamento mais precoces da DM (81).

[222] Segundo o estudo ENTRED 2007, o défice de filtração glomerular estimado pela fórmula MDRD simplificada era superior a 90 ml/min/1,73 m em 23% dos doentes

com DMT2, entre 60 e 90 ml/min/1,73 m em 43% dos diabéticos e inferior a 60 ml/min/1,73 m em 19% dos diabéticos. Este cálculo foi impossível para 15% dos doentes da população estudada (86, 87).

Na nossa região do Norte de África, é responsável por 11 a 18% das causas de insuficiência renal terminal (88). Na Argélia, a sua frequência é estimada em 20% nos diabéticos de todos os tipos (89).

2.3.3. Fisiopatologia

A fisiopatologia da DN pode ser dividida, grosso modo, em duas partes

Existe uma interação complexa entre os distúrbios metabólicos e hemodinâmicos (90, 91).

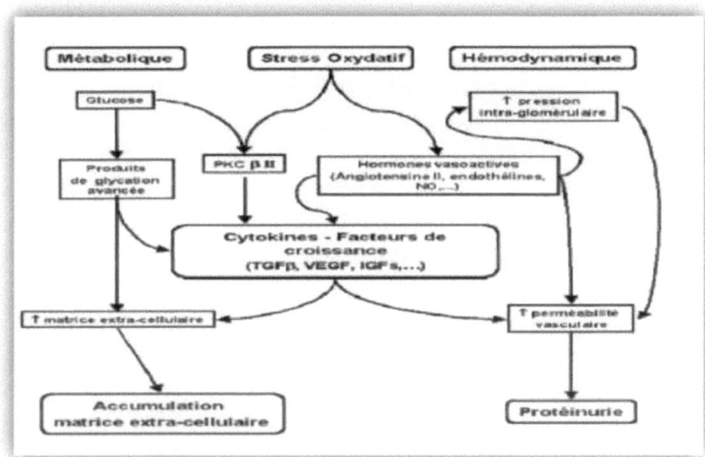

Figura 9: Fisiopatologia da nefropatia diabética (103)

2.3.3.1. O papel da hiperglicemia e do stress oxidativo

Na ND, a alteração metabólica induzida pela hiperglicemia está no centro do desenvolvimento e da progressão da ND e, por conseguinte, do aparecimento de lesões renais caraterísticas (85, 92), que incluem o espessamento da membrana basal glomerular, a expansão mesangial e o aparecimento dos nódulos caraterísticos de Kimmelstiel-Wilson.

O conceito de glucotoxicidade abrange vários mecanismos:

J Glicação não enzimática de proteínas que conduz a produtos de glicação avançada (AGEs) que também induzem TGF-β, uma citocina profibrogénica.

J A alimentação da via do poliol por excesso de glicose, com a formação de sorbitol e depois de frutose, que exercem um efeito de stress osmótico.

J Glicólise incompleta, que fornece substratos para a via das hexosaminas, cujos produtos finais estimulam, entre outras coisas, a produção de TGF-ß através da proteína quinase C (PKC); o aumento do fluxo através da via das hexosaminas leva a um aumento da expressão dos factores estimulantes up Stream (USSF), que transactivam o promotor do TGF-ß.

J Auto-oxidação da glicose em ceto-aldeídos com produção de radicais livres que, em conjunto, danificam as proteínas (90, 93).

A hiperglicemia leva à formação de AGEs, que se ligam ao colagénio da membrana basal glomerular, às células mesangiais e endoteliais e aos podócitos. As consequências da geração de AGE são a produção de várias citocinas, factores inflamatórios e factores de crescimento celular, como o VEGF (fator de crescimento endotelial vascular) e o TGF-β (fator de crescimento transformador beta), resultando na expansão da matriz mesangial, na glomeruloesclerose e no aumento da excreção urinária de albumina (94).

A nível vascular, observa-se na ND uma hiperfiltração com disfunção endotelial, nomeadamente no que diz respeito à produção de óxido nítrico (NO) sob a ação da óxido nítrico sintase endotelial (ENOS). Uma hipótese é que a acumulação de AGEs perturba a enzima ENOS e altera a produção e a disponibilidade de NO. Isto leva a uma disfunção endotelial a nível glomerular e, por conseguinte, a um defeito na autorregulação, o que contribui para o desenvolvimento da ND (94).

Por outro lado, a geração de radicais livres por vias de stress oxidativo é aumentada pela hiperglicemia e vai provocar uma produção excessiva de citocinas e factores de crescimento, mantendo o fenómeno inflamatório da ND e levando à expansão da matriz mesangial e a um estado pró-fibrótico (94-96).

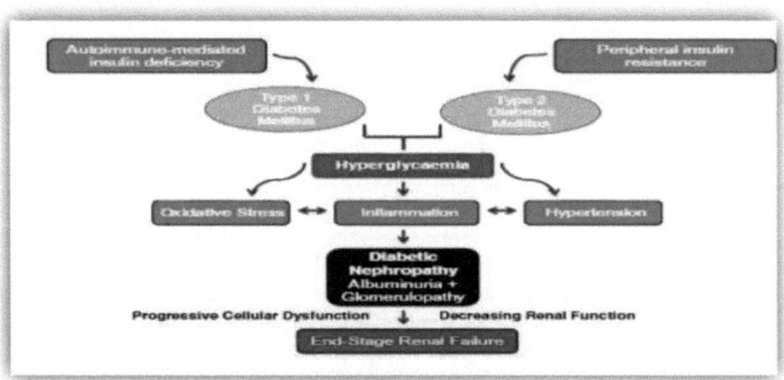

Figura 10: Papel da hiperglicemia no desenvolvimento e progressão da nefropatia diabética (112)

A sinalização anormal na ND é causada pelo fator de crescimento transformador (TGF-1). A expressão de TGF-βI está elevada numa variedade de células renais.

A sinalização disfuncional do TGF-βI modula o fluxo de glicose nas células renais através da regulação positiva do transportador de glicose, GLUT-1. As proteínas SMAD (similar protein of mothers against decapentaplegic*)* são efectores da sinalização intracelular do TGF-βI devido à sua capacidade de se translocarem para o núcleo e regularem a transcrição (97, 98).

A relevância da via TGF/SMAD no desenvolvimento da glomeruloesclerose diabética e da fibrose tubulointersticial foi demonstrada utilizando modelos animais.

Para além desta via bem conhecida, investigações recentes demonstraram a existência de uma complicada interação entre o TGF1ß e outras vias não-SMAD bem conhecidas (99).

2.3.3.2. Hemodinâmica intra-renal

Outros mediadores críticos da ND incluem elementos hemodinâmicos, como a ativação de vias hormonais vasoactivas, mais frequentemente o sistema renina-angiotensina-aldosterona (RAAS) (85, 99).

Em várias fases do desenvolvimento da ND, podem ser observadas alterações na hemodinâmica intra-renal, em particular um aumento da pressão intra-glomerular.

A fase inicial da hiperglicemia leva a uma vasodilatação preferencial da arteríola aferente, que se manifesta clinicamente por hiperfiltração glomerular.

A hiperfiltração glomerular é uma consequência bem caracterizada da diabetes de início precoce; globalmente, é observada em 10-40% dos doentes com DM1 e até 40% dos doentes com DM2 (90). Os mecanismos envolvidos na hiperfiltração glomerular na diabetes são incompletamente compreendidos, no entanto, um mecanismo plausível é um aumento da reabsorção tubular proximal de glucose pelo cotransportador sódio-glicose 2, o que diminui o fornecimento distal de solutos, particularmente cloreto de sódio, para a mácula densa. A consequência da redução do feedback túbulo-glomerular é a dilatação da arteríola aferente compensatória, levando a um aumento da perfusão glomerular. Ao mesmo tempo, a elevada produção local de angiotensina II na arteríola eferente produz vasoconstrição. O efeito global é a elevação da pressão intraglomerular e a hiperfiltração glomerular (100) .

Esta hiperfiltração pode levar a uma perda anormal de proteínas na urina, conhecida como microalbuminúria (30 a 300 mg de albumina na urina/dia). Inicialmente, a quantidade de proteínas é mínima, mas com o passar do tempo e dependendo da extensão da lesão renal, a proteinúria pode aumentar consideravelmente, atingindo até 300 mg de albumina na urina por dia, conhecida como "macroalbuminúria"(94).

2.3.4. História da doença :

A ND faz parte de um grupo de microangiopatias caracterizadas pelo envolvimento de pequenos vasos com menos de 30 µm de diâmetro (101).

A história natural do desenvolvimento, em 3 fases e 5 estádios, foi descrita por Mogensen no final dos anos 80 (7).

Na fase inicial, há hipertrofia dos glomérulos e dos túbulos proximais, levando à hiperfiltração glomerular (102).

J **A segunda fase** caracteriza-se por uma hipertrofia do mesângio associada a um aumento da matriz extracelular e do número de células mesangiais, bem como a um espessamento da membrana basal glomerular. Esta segunda fase corresponde a um estado de glomeruloesclerose.

J **A fase seguinte** caracteriza-se por uma redução progressiva da densidade capilar, uma alteração da dimensão dos poros da membrana basal glomerular e uma redução da superfície de filtração (7).

Nas fases iniciais da doença renal crónica, o aumento do tamanho dos rins e as alterações nos indicadores doppler podem ser os primeiros sinais morfológicos de lesão renal, enquanto a proteinúria e a taxa de filtração glomerular são os melhores indicadores do grau de lesão (81) .

Estádio 1: Corresponde a uma fase de hipertrofia e hiperfiltração renal. Caracteriza-se por uma hiperfiltração glomerular presente desde o início da diabetes e por um aumento do tamanho de ambos os rins.

Fase 2: Na maioria dos casos, trata-se de uma fase latente ou silenciosa. Começa alguns anos após o início da diabetes e pode persistir durante várias décadas. Caracteriza-se pelo aparecimento de lesões histológicas mínimas no rim, que não têm significado clínico. Muitos doentes permanecem nesta fase para o resto das suas vidas.

Fase 3: caracteriza-se pelo aparecimento de sinais de nefropatia incipiente após pelo menos 5 anos de diabetes, mas mais frequentemente após 10 a 20 anos. Afecta 30 a 40% das pessoas com DM1. É definida pela presença de microalbuminúria correspondente a um aumento dos EUA superior a 30 mg/24 h mas inferior a 300 mg/24 h (ou > 20 mg/L mas < 200 mg/L).

Fase 4: Nefropatia clínica patente, com proteinúria macroscópica superior a 300 mg/24 h (detectada por exame de urina) e DRC com redução da TFG e hipertensão.

Fase 5: Corresponde à IR pré-terminal ou terminal, um estado irreversível que leva à terapia de substituição com diálise iterativa e/ou transplante. A proteinúria diminui e a função renal entra em colapso. Se não for tratada, esta fase ocorre 10 a 15 anos após o início da fase 3 (103-105).

Quadro 8: Classificação da lesão renal segundo MOGENSEN (118)

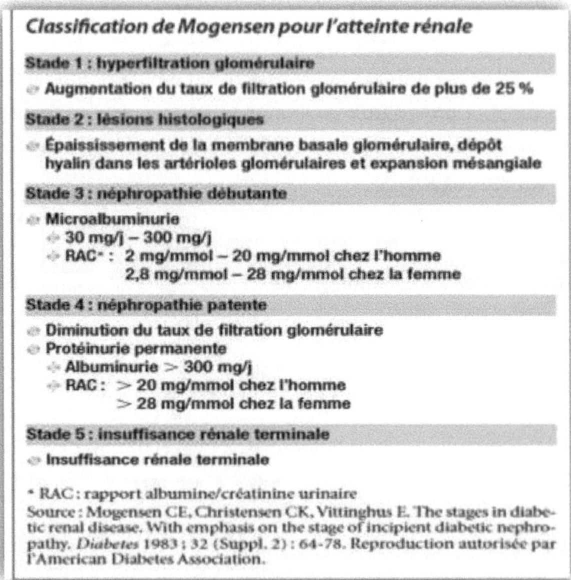

Classification de Mogensen pour l'atteinte rénale

Stade 1 : hyperfiltration glomérulaire

- Augmentation du taux de filtration glomérulaire de plus de 25 %

Stade 2 : lésions histologiques

- Épaississement de la membrane basale glomérulaire, dépôt hyalin dans les artérioles glomérulaires et expansion mésangiale

Stade 3 : néphropathie débutante

- Microalbuminurie
  - 30 mg/j – 300 mg/j
  - RAC* : 2 mg/mmol – 20 mg/mmol chez l'homme
    2,8 mg/mmol – 28 mg/mmol chez la femme

Stade 4 : néphropathie patente

- Diminution du taux de filtration glomérulaire
- Protéinurie permanente
  - Albuminurie > 300 mg/j
  - RAC : > 20 mg/mmol chez l'homme
    > 28 mg/mmol chez la femme

Stade 5 : insuffisance rénale terminale

- Insuffisance rénale terminale

* RAC : rapport albumine/créatinine urinaire

Source : Mogensen CE, Christensen CK, Vittinghus E. The stages in diabetic renal disease. With emphasis on the stage of incipient diabetic nephropathy. *Diabetes* 1983 ; 32 (Suppl. 2) : 64-78. Reproduction autorisée par l'American Diabetes Association.

Fonte: Mogensen CE. Christensen CK, Vittinghus E. Os estágios da doença renal diabética. Com ênfase na fase de nefropatia diabética incipiente. ***Diabetes*** **1983; 32 (Suppl. 2): 64-78. Reproduzido com a permissão da Associação Americana de Diabetes.**

O envolvimento renal na DMT2 é muito mais heterogéneo:

Apenas 1/3 dos doentes desenvolvem isoladamente as lesões caraterísticas da glomeruloesclerose diabética.

S 1/3 dos doentes apresentam lesões vasculares predominantes do tipo endarterite fibrosa (nefro-angiosclerose);

S 1/3 não têm doença diabética, mas têm outros tipos de nefropatia ou nefropatia para além das lesões diabéticas, justificando uma biopsia renal.

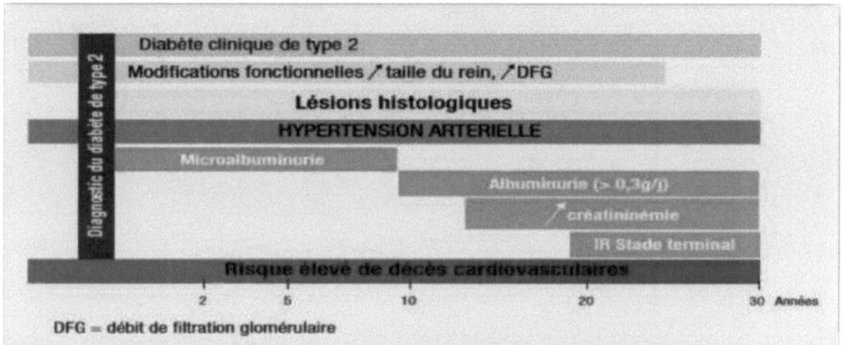

Figura 11: História natural da nefropatia na DMT2 (8)

2.3.5 Factores de risco

Os factores de risco de DRM podem ser classificados concetualmente da seguinte forma:

J Factores de suscetibilidade (idade, sexo, raça ou etnia e antecedentes familiares),

J Factores de iniciação (hiperglicemia) e factores de progressão (hipertensão, alimentação e obesidade),

Os dois principais factores de risco para o desenvolvimento da DRD foram identificados como sendo a hiperglicemia e a hipertensão arterial. Existe, sem dúvida, uma suscetibilidade individual para o desenvolvimento da DRC, uma vez que esta afecta apenas cerca de 40% dos diabéticos, mesmo na presença de um desequilíbrio glicémico ou da pressão arterial. Existe também uma história familiar de diabetes com nefropatia (16, 95).

2.3.5.1. Hiperglicemia

A "memória metabólica" sugere que um controlo glicémico precoce e intensivo pode evitar danos irreversíveis, como as alterações epigenéticas associadas à hiperglicemia (106).

Em doentes com DM1, uma intervenção intensiva de controlo glicémico destinada a atingir HbA1C < 7% como objetivo terapêutico reduziu os riscos de microalbuminúria e macroalbuminúria a 9 anos em 34% e 56%, respetivamente, em comparação com o tratamento padrão. [222]O grupo de terapia intensiva tinha aproximadamente 50% de

TFG baixa 60 ml/min /1,73 m, e a taxa média de declínio da TFG foi significativamente reduzida de 1,56 ml/min /1,73 m por ano com o tratamento padrão para 1,27 ml/min /1,73 m por ano com o tratamento intensivo (16).

Quadro 9: Factores de risco para a doença de Creutzfeldt-Jakob (16)

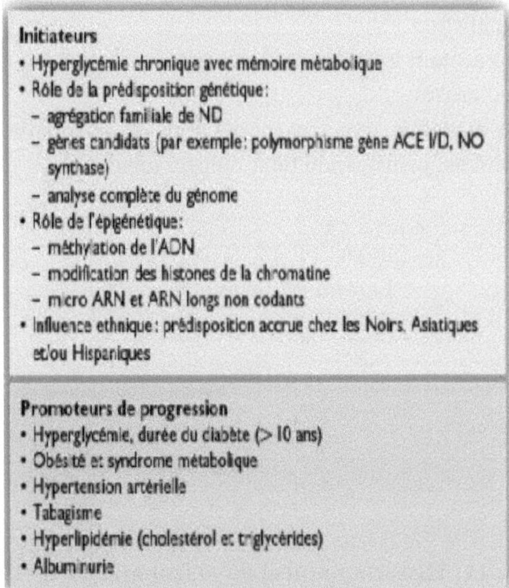

Initiateurs

- Hyperglycémie chronique avec mémoire métabolique
- Rôle de la prédisposition génétique:
  - agrégation familiale de ND
  - gènes candidats (par exemple: polymorphisme gène ACE I/D, NO synthase)
  - analyse complète du génome
- Rôle de l'épigénétique:
  - méthylation de l'ADN
  - modification des histones de la chromatine
  - micro ARN et ARN longs non codants
- Influence ethnique: prédisposition accrue chez les Noirs, Asiatiques et/ou Hispaniques

Promoteurs de progression

- Hyperglycémie, durée du diabète (> 10 ans)
- Obésité et syndrome métabolique
- Hypertension artérielle
- Tabagisme
- Hyperlipidémie (cholestérol et triglycérides)
- Albuminurie

Do mesmo modo, em doentes recém-diagnosticados com DM2, após dez anos de intervenção de controlo glicémico intensivo, visando uma HbA1C < 6%, resultou numa redução de 24% no desenvolvimento de complicações microvasculares, incluindo a DRM, em comparação com os resultados observados após o tratamento convencional (100).

Um controlo glicémico inadequado é um fator de risco chave para o desenvolvimento e progressão da doença renal. Níveis elevados de HbA1c têm sido associados a um risco acrescido de doença renal em pessoas com DM1 e DM2.

Os doentes que já apresentavam albuminúria moderada mas níveis baixos de HbA1c tinham um risco reduzido de desenvolver albuminúria grave ou ESRD no ensaio Diabetes Control and Complications Trial/Epidemiology of Diabetes Interventions and Complications (DCCT/EDIC) (16). Ensaios controlados aleatorizados em doentes com DM1 e DM2 mostraram resultados semelhantes. A gestão glicémica intensiva reduziu a probabilidade de progressão de albuminúria moderada para grave ou ESRD no estudo DCCT. No entanto, não é certo que os diferentes medicamentos anti-diabéticos sejam todos igualmente eficazes (12).

1.1.5.2. Excreção urinária de albumina

É um marcador e um fator importante na progressão da lesão renal. O aumento da excreção de albumina na urina é um fator de risco importante para a progressão da doença renal, tanto na DM1 como na DM2.

O primeiro sintoma da ND é um aumento moderado dos EUA na maioria dos indivíduos. Mais especificamente, 30 a 300 mg/g de creatinina numa amostra de urina matinal (também conhecida como microalbuminúria) (107).

Os doentes que desenvolvem um aumento significativo da albuminúria, definida como >300 mg albumina/g creatinina numa amostra de urina matinal (também conhecida como macroalbuminúria) têm um risco particularmente elevado de deterioração da função renal. No entanto, uma proporção significativa de doentes com albuminúria moderada (cerca de 40%) regressa a uma albuminúria normal (108).

Além disso, apesar da presença de albuminúria ligeira ou mesmo normoalbuminúria, até 50% dos doentes com DM1 ou DM2 apresentam uma diminuição do défice de TFG (109). Portanto, uma AUE elevada não é uma condição necessária para o desenvolvimento de ND. Este facto tem implicações para o diagnóstico da doença, nomeadamente que a TFG deve ser avaliada para além dos EUA (12).

1.1.5.3. HTA

A hipertensão é outro importante fator de risco independente para a doença renal. No estudo DCCT/EDIC, a tensão arterial baixa foi associada a uma baixa probabilidade de progressão de albuminúria moderada para albuminúria grave ou DRC (110) .

Para além disso, a redução da pressão arterial foi associada a uma regressão de albuminúria moderada para normo albuminúria em doentes com DMT2. Os inibidores do sistema renina-angiotensina parecem retardar a progressão da ND mais do que outros fármacos anti-hipertensivos, enquanto baixam a pressão arterial de forma semelhante (111).

Os doentes com DM1 com proteinúria são hipertensos: a pressão arterial elevada é uma consequência da nefropatia. No entanto, qualquer hipertensão prévia é um fator de risco para o aparecimento e aceleração das fases iniciais da nefropatia (8). [2]Cada aumento de 10 mm Hg na pressão arterial sistólica foi associado a um aumento de 15% no risco de desenvolvimento de micro e macro-albuminúria, bem como de uma função renal comprometida definida como uma TFG de 60 ml/min/1,73 m ou uma duplicação da creatinina sanguínea (112).

Em geral, uma pressão sistólica de 140 mm Hg tem sido associada a um maior risco de ESRD e morte em pessoas com DMT2 (113).

Todos os estudos de intervenção estabeleceram claramente que um controlo ótimo da pressão arterial é capaz de reduzir a taxa de progressão das lesões e da IR (12).

1.1.5.4. Dislipidemia

Não há provas claras de que a dislipidemia seja preditiva do desenvolvimento de doenças neurodegenerativas. No estudo DCCT/EDIC, foram observados níveis baixos de colesterol de lipoproteína de baixa densidade (LDL-C) e triglicéridos (TG). No entanto, verificou-se que a albuminúria diminuiu nos diabéticos que tomaram a estatina. Estão em curso estudos de intervenção com estatinas para tentar provar que a correção destas anomalias pode retardar a progressão da doença renal (114).

Níveis elevados de colesterol total (CT) também têm sido associados a uma maior probabilidade de desenvolvimento de AU moderada a significativamente aumentada em doentes com DMT2. Para além disso, na DMT2, níveis baixos de CT e TG estão associados a uma regressão de albuminúria moderada para normo (12).

1.1.5.5. Tabaco

Verificou-se que o tabagismo é um fator de risco independente para o desenvolvimento de albuminúria em adolescentes não diabéticos. Um estudo recente de pessoas com doença renal, hipertensão e diabetes controlada a receberem uma terapia de insulina optimizada revelou que 53% dos fumadores desenvolveram uma forma grave da sua doença renal, em comparação com apenas 11% dos não fumadores (68).

O efeito do tabagismo poderia amplificar o efeito de um controlo glicémico deficiente, reduzindo a capacidade da parede vascular para se adaptar às tensões metabólicas e hemodinâmicas associadas à hiperglicemia crónica (68).

Para além do controlo da pressão arterial e dos níveis de glicose, é portanto essencial que os doentes diabéticos limitem o seu consumo de tabaco (8).

1.1.5.6. Obesidade

A obesidade também está associada a um risco acrescido de ND (115). No estudo DCCT, a obesidade abdominal, avaliada pelo perímetro da cintura, foi associada a uma maior incidência de albuminúria, mas não previu um declínio na TFG. Em contraste, a perda de peso reduziu os EUA e evitou um declínio na TFG (111).

1.1.5.7. Idade e sexo

Tanto no DM1 como no DM2, a idade avançada aumenta o risco de nefropatia. Esta relação parece ser independente da duração da diabetes. No estudo DCCT/EDIC, o género feminino foi associado a um baixo risco de progressão de albuminúria ligeira para grave e mesmo de ESRD (111).

1.1.5.8. Retinopatia

Em indivíduos com DM1, o desenvolvimento de retinopatia quase sempre precede o desenvolvimento de nefropatia. No estudo DCCT/EDIC, a ausência de retinopatia foi associada a um baixo risco de albuminúria moderada e grave e mesmo de ESRD. Na DMT2, mais de metade dos indivíduos com doença renal não têm retinopatia, a menos que a doença renal seja causada pela diabetes (12, 116, 117).

No mesmo doente, a retinopatia precede sempre os sinais clinicamente evidentes de doença renal. Embora uma pequena proporção de indivíduos com retinopatia avançada apresente alterações histológicas glomerulares e microalbuminúria, a maioria dos doentes com retinopatia avançada não apresenta sinais evidentes na biópsia renal; em doentes com DMT2, a associação entre ND e retinopatia é fraca (118).

No estudo de Schwartz *et al.* foram efectuadas biópsias a 36 doentes com DMT2 e doença renal. Em 17 casos, a biópsia revelou glomeruloesclerose óbvia com nódulos de Kimmelstiel-Wilson, enquanto nos outros 15 casos, a biópsia revelou alterações compatíveis com ND (esclerose mesangial), mas sem nódulos típicos. Não houve diferença na duração da progressão da doença ou no controlo glicémico entre os doentes com e sem nódulos. Foi encontrada uma associação substancial entre a retinopatia grave e a presença de nódulos de Kimmelstiel-Wilson. A explicação para este fenómeno é ainda desconhecida (81).

O estudo epidemiológico de Wisconsin (Klein 1984), que incluiu 1370 diabéticos diagnosticados antes dos 30 anos, encontrou uma prevalência de retinopatia diabética que variava entre 28% e 77%, consoante a diabetes estivesse presente há 5 ou 15 anos. A gravidade desta doença da retina está relacionada com o valor da hemoglobina glicada, o aumento da pressão arterial sistólica e a presença de proteinúria (119).

1.1.5.9. Genética

Foi descoberto um grande número de novos genes, graças, nomeadamente, ao ressurgimento dos estudos de associação do genoma (GWAS). Esta investigação provou ser uma ferramenta eficaz para determinar a arquitetura genética da DN. No entanto, o consórcio GENIE demonstrou recentemente as limitações desta abordagem ao nível do genoma (120).

Embora este seja o maior estudo de associação de todo o genoma centrado na doença renal até à data, evidenciou a grande complexidade da hereditariedade da doença renal e identificou novos genes. Os genes identificados são provavelmente responsáveis apenas por uma proporção limitada das alterações fenotípicas observadas em doentes diabéticos com doença renal. Além disso, é possível que as vias patogénicas sejam diferentes entre a ND do DM1 e do DM2 (99).

Foi efectuada uma investigação num conjunto de 66 pares de linhagens germinativas diabéticas que foram consideradas incompatíveis com a doença de nefropatia. Foi encontrado um desequilíbrio de ligação entre uma região do braço longo do cromossoma 3, que inclui o gene do recetor da angiotensina tipo 1 *(*AT1R), e a ND. No entanto, um estudo aprofundado do gene AT1R não revelou polimorfismos significativos associados à nefropatia.

Os dois principais eixos fisiopatológicos que justificaram o estudo dos genes candidatos na DN dizem respeito às hipóteses metabólicas e hemodinâmicas (121).

1.1.5.9.1. Genes envolvidos na via metabólica

A relação entre a nefropatia e o desequilíbrio glicémico levou os investigadores a descobrir os possíveis genes envolvidos no aumento ou na diminuição da sensibilidade à hiperglicemia. O papel do sorbitol e da aldose redutase nos problemas diabéticos foi descoberto através da investigação das vias metabólicas. Os polimorfismos genéticos que afectam esta enzima foram associados à retinopatia diabética e foram recentemente descobertos na ND (121).

Uma outra área de investigação sobre as hipóteses metabólicas envolvidas na fisiopatologia do diabetes diz respeito à redox e à produção de AGEs (122). Foram descritos polimorfismos genéticos no gene que codifica o recetor de AGEs. Os diferentes aspectos funcionais do recetor dos AGEs parecem poder modular as consequências teciduais dos fenómenos de redox e de glicação envolvidos na génese da ND (123, 124).

1.1.5.9.2. Genes envolvidos na via hemodinâmica

As hipóteses fisiopatológicas hemodinâmicas dizem respeito aos genes da hipertensão, devido à história familiar mais frequente nos indivíduos com nefropatia do que naqueles sem nefropatia, e também devido ao efeito deletério da hipertensão arterial no desenvolvimento ou agravamento da nefropatia diabética (121).

Os genes do sistema renina angiotensina aldosterona têm sido particularmente bem estudados: O gene da enzima conversora da angiotensina (ECA) é, por isso, um gene candidato lógico, especialmente porque os níveis de ECA são segregados na família e um polimorfismo de inserção/deleção (I/D) no intrão 16 do gene da ECA, com 287 pares de bases de comprimento, está associado a níveis variáveis de ECA em DM1 (125, 126). Outros estudos sugeriram que os polimorfismos no recetor da angiotensina II, na aldose redutase e na proteína quinase C também podem desempenhar um papel na progressão da ND (12).

Uma outra abordagem consistiu em avaliar o grau de lesão renal em indivíduos que já tinham manifestado um risco importante de complicações de microangiopatia (retinopatia). Nesta estratégia de estudo transversal, o efeito do genótipo ACE I/D revelou a existência de uma interação entre este polimorfismo e o polimorfismo M235T do gene do angiotensinogénio. O polimorfismo do gene da renina e os genes dos componentes da matriz extracelular são genes candidatos para o desenvolvimento da glomeruloesclerose (124).

1.1.5.10. Outros factores

O stress oxidativo e a inflamação subclínica parecem contribuir para a patogénese da doença neurodegenerativa.

Os doentes com DM1 ou DM2 que apresentam níveis elevados de citocinas e quimiocinas pró-inflamatórias (interleucina-6, interleucina-18, proteína-1 de monócitos ou quimioatraente-1), PCR-SH ou moléculas de adesão têm um risco mais elevado de desenvolver nefropatia e de progredir para uma doença renal mais grave (12). Os doentes com DM1 ou DM2 têm um número elevado de receptores do fator de necrose tumoral, que estão associados a uma maior prevalência de disfunção renal (12).

CAPÍTULO 4

2.4. Outras doenças renais diabéticas

A avaliação etiológica da nefropatia diabética é fundamental, uma vez que é necessário distinguir a nefropatia diabética "clássica" da nefropatia crónica de origem vascular, glomerular ou congénita, bem como da glomerulonefrite, que está a aumentar rapidamente (7).

Embora não exista microalbuminúria patológica, um número significativo de diabéticos tem uma função renal diminuída (TFG <60). A natureza específica das lesões renais nestes indivíduos, que muito provavelmente não são glomerulares, não foi estudada em profundidade, mas parecem ser menos progressivas.

No entanto, a microalbuminúria patológica nem sempre implica a presença de doença glomerular em doentes com DMT2. As suas biopsias renais podem ser normais (1/3), ou mostrar uma predominância de lesões tubulointersticiais e vasculares (1/3), em vez de doença glomerular típica (1/3) (127).

Para além da ND (65% dos casos), cerca de 7% dos doentes com DM1 em diálise em França em 2006 tinham nefropatia vascular, 5% tinham glomerulonefrite e 22% tinham uma etiologia desconhecida (6). Apenas cerca de 10% dos doentes efectuaram uma biópsia repetida, pelo que estes resultados devem ser interpretados com precaução. Para além da ND (53% dos casos), aproximadamente 20% dos doentes em diálise com DM2 em França em 2006 tinham nefropatia vascular, 4% tinham glomerulonefrite e 21% tinham etiologia desconhecida (87).

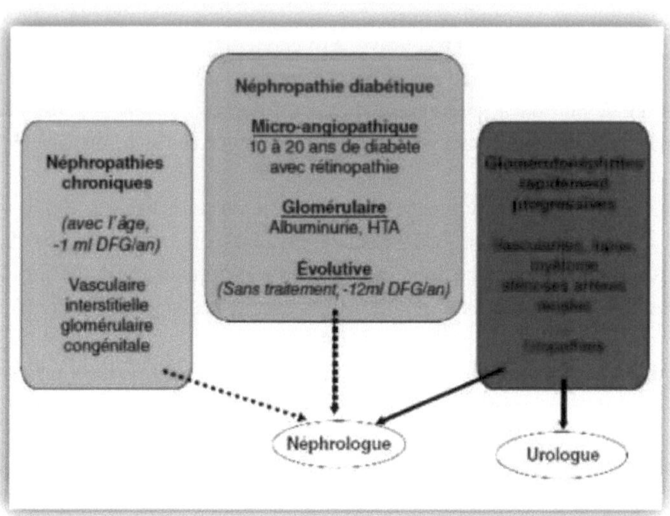

Figura 12: Lesão renal em doentes com DMT2: hipóteses de diagnóstico

(139)

2.4.1. Nefropatia isquémica :

Causada por alterações ateroscleróticas nas pequenas e grandes artérias renais, a nefropatia isquémica pode levar a uma doença renal crónica nos diabéticos. A nefropatia isquémica caracteriza-se por uma TFG baixa e, na maioria dos casos, por uma albuminúria baixa (por vezes inexistente). De acordo com uma série de biópsias renais efectuadas em doentes com DM2, a glomerulopatia não diabética (nefropatia isquémica) é tão frequente como a doença renal crónica na diabetes de tipo 2. Estudos clínicos parecem demonstrar que entre 25% e 50% dos diabéticos com disfunção renal significativa não apresentam albuminúria (128).

Tabela 10: Factores clínicos e biológicos que distinguem a nefropatia diabética clássica de outras doenças renais (134)

Facteurs susceptibles d'orienter le diagnostic vers la néphropathie diabétique classique plutôt que vers d'autres troubles rénaux	
Néphropathie diabétique	**Autre trouble rénal**
Albuminurie persistante	Protéinurie extrême (> 6 g/jour)
Sédiment urinaire inactif	Hématurie (microscopique ou macroscopique) persistante ou sédiment urinaire actif
Évolution lente de la maladie	Baisse rapide du DFGe
Faible DFGe associé à une protéinurie patente	Faible DFGe avec protéinurie faible/absente
Présence d'autres complications du diabète	Absence d'autres complications du diabète ou complications relativement moins graves
Durée connue du diabète > 5 ans	Durée connue du diabète < 5 ans
	Antécédents familiaux de néphropathie non diabétique (p. ex., polykystose rénale)
	Signes ou symptômes d'une maladie systémique

2.4.2. Estenose aterosclerótica das principais veias e ramos renais

Esta é uma caraterística comum e por vezes negligenciada em doentes diabéticos e não diabéticos com aterosclerose difusa grave. Em cerca de um terço dos casos, existe uma estenose da artéria renal, que está associada a hipertensão e/ou a uma função renal comprometida. A pontuação recomendada para a deteção de estenose da artéria renal baseia-se na presença de doença vascular difusa, hipertensão e um nível elevado de creatinina no sangue (129).

No entanto, devido ao envolvimento frequente de vários órgãos, o diagnóstico pode ser difícil. O enfarte renal é uma doença rara associada à estenose das artérias principais. Quando um doente diabético apresenta um quadro clínico que, à primeira vista, parece idêntico ao de uma pielonefrite aguda, este facto deve ser tido em conta (130).

Tabela 11: Tipos de lesões renais relacionadas com a diabetes (16)

Mécanismes de l'atteinte rénale dans le diabète
1. Néphropathie diabétique classique (glomérulosclérose diabétique) (figure 1) • Rôle métabolique : hyperglycémie • Rôle hémodynamique : – stimulation système RAA – hyperfiltration glomérulaire • Rôle inflammatoire Passage par les stades classiques : hyperfiltration, reins augmentés en taille, microalbuminurie (A2), macroalbuminurie (A3) avant la baisse du DFG
2. Athérosclérose de l'aorte et des artères rénales avec sténose éventuelle, néphroangiosclérose • Rôle des facteurs de risque classiques d'athérosclérose • Élévation des indices de résistances vasculaires intrarénales Baisse du DFG sans albuminurie ou avant l'apparition de celle-ci
3. Maladies tubulo-interstitielles • Conséquences d'infections urinaires • Toxicité médicamenteuse • Hyperuricémie Baisse du DFG sans albuminurie mais avec marqueurs urinaires d'atteinte tubulaire (alpha 1 microglobuline urinaire accrue)

De facto, muitos doentes diabéticos apresentam uma queda da TFG sem albuminúria ou retinopatia, especialmente, mas não exclusivamente, no contexto da DMT2.

2.4.3. Nefropatia diabética com normo-albuminúria

Uma diminuição da TFG sem proteinúria é observada em um terço a metade dos pacientes com DM2 em algum estágio do curso da doença. A caraterística comum destes doentes é uma progressão mais lenta da DRC, que está associada a um maior risco cardiovascular. Este tipo de nefropatia é observado em pessoas idosas com diabetes há vários anos, com história de doença cardiovascular e que estão a ser tratadas com um inibidor do sistema renina-angiotensina (7).

Finalmente, na DMT2, a lesão renal pode desenvolver-se numa fase de "pré-diabetes", embora já existam provas de doença renal associada à resistência à insulina (7). [2]No UK Prospective Diabetes Study (*UKPDS*), 51% das pessoas que desenvolveram uma depuração da creatinina de 60 ml/min/1,73 m apresentaram resultados positivos para albuminúria (10). Alguns estudos observacionais, mas não todos, mostram que o declínio da TFG é mais lento em doentes com DMT2 com albuminúria baixa ou normal (7).

A ausência de albuminúria em diabéticos com TFG reduzida levanta a possibilidade de DRC não diabética. O grupo de trabalho KDOQI (national kidney disease outcomes quality initiative) da NKF (national kidney foundation) sobre diabetes e DRC concluiu que a presença de retinopatia em doentes com CAR 300 mg/g de creatinina era fortemente sugestiva de DRC, e a sua ausência nos doentes com CAR < 30 a 300 mg/g de creatinina sugeria DRC não diabética. Estes resultados foram confirmados numa meta-análise recente (131).

[2]As diretrizes NKF KDOQI para a diabetes e as diretrizes *CKD* são particularmente relevantes para os diabéticos com níveis normais de albuminúria e uma TFG de 60 ml/min/1,73 m (131). A medição da albuminúria não está normalizada e é imprecisa; foram recentemente desenvolvidos ensaios que utilizam espetrometria de massa com

diluição isotópica e que revelaram variações de cerca de 40% em comparação com os ensaios convencionais (para concentrações de albumina de 13 mg/L a 1084 mg/L) (131, 132).

As recomendações da ADA, da NKF e do National Kidney Disease Education Program (NKDEP) apoiam a medição da albuminúria mais do que uma vez e indicam que duas das três amostras devem ser recolhidas durante um período de 3 a 6 meses para confirmação do diagnóstico de albuminúria (132, 133). A mensagem a reter deste estudo é a importância de seguir as trajectórias de declínio da TFG e da albuminúria nos diabéticos, uma abordagem já defendida para os diabéticos antes de atingirem o estádio 3 da DRC (133).

CAPÍTULO 5

2.5. Marcadores de nefropatia diabética

2.5.1. Antigos marcadores ND

A ND afecta quase um terço das pessoas com diabetes e é a principal causa de ESRD na maioria dos países. De acordo com as recomendações da *ADA* e da Fundação Francesa do Rim, os marcadores fundamentais para a deteção e monitorização da DRC em doentes diabéticos são definidos pelo nível de EUA e pela TFG estimada, que é mal avaliada apenas pela creatinina sérica, mas estimada pelas fórmulas de Cockcroft-Gault (CG) ou pela Modificação da Dieta na Doença Renal (MDRD) (10, 134).

2.5.1.1. Determinação da taxa de filtração glomerular

A TFG é considerada o melhor indicador da função renal, embora a fisiologia do rim não se limite ao processo de filtração. ^{2}A TFG "normal" é de cerca de 120 ml/min/1,73 m . ^{2}A perda "fisiológica" progressiva da massa dos nefrónios está associada a uma diminuição média da TFG de cerca de 0,5 - 1 ml/min/1,73 m por ano a partir da idade adulta (135).

A creatinina, produto do metabolismo da creatina muscular, é o marcador mais utilizado para estimar a TFG. É filtrada livremente a nível glomerular.

Para além do seu consumo exógeno de "carne vermelha", a creatinina é produzida principalmente pelos músculos e depende da massa muscular, que é mais elevada nos homens e nos indivíduos de raça negra e diminui com a idade nos adultos (135) .

De uma forma menos restritiva, certos medicamentos, como os fibratos, podem ter um impacto na produção de creatinina muscular e na exatidão das estimativas da TFG em doentes diabéticos (136).

A depuração da creatinina sérica, por outro lado, depende não só da TFG, mas também da secreção tubular: em pessoas saudáveis, a depuração da creatinina excede a TFG em 10%. Esta diferença pode atingir +60% em nefropatias com proteinúria grave, como a síndrome nefrótica, quando o nível de creatinina sérica excede a TFG.

aparentemente normal, mascara alterações óbvias na TFG (137).

Por outro lado, as técnicas de medição da creatinina sofreram grandes alterações nos últimos anos. O método colorimétrico (Jaffé) é o mais utilizado, mas carece de especificidade (reação cruzada com outros cromogéneos circulantes). O método enzimático é muito mais específico e é recomendado pela HAS (Autoridade Nacional de Saúde Francesa) desde 2011, mas a sua utilização generalizada é limitada pelo seu custo elevado. Finalmente, desde 2007, este ensaio foi normalizado, utilizando padrões obtidos por método espetrométrico (IDMS), o que garante a reprodutibilidade entre sistemas automatizados (138).

Estas numerosas influências tornam necessário estimar a TFG, mas também levantam questões sobre a validade das fórmulas utilizadas nesta população de doentes (11) .

Em resposta a este problema de saúde pública, os comités de peritos americano NKF-KDOQI (National kidney foundation Kidney disease outcome quality initiative) e internacional KDIGO (Kidney disease improving global outcome) emitiram recomendações para a estimativa sistemática da TFG em adultos utilizando a equação MDRD (Modification of diet in renal disease) ou a equação de Cockcroft-Gault (C-G) (135).

> A equação de Cockcroft-Gault (C-G)

A equação C-G é a mais comum e a mais utilizada, particularmente para ajustar a dosagem de medicamentos (135). A fórmula foi desenvolvida com o objetivo de estimar a depuração da creatinina sem a necessidade de uma recolha de urina tediosa e imprecisa (139).

Esta equação, publicada em 1976, foi desenvolvida a partir de um grupo de 249 indivíduos canadianos, na sua maioria homens, e utiliza a depuração da creatinina medida na urina como método de referência. A equação tem em conta a idade (ano), o peso (kg), o sexo (k homens = 1,23; k mulheres = 1,03) e a creatinina sérica (mmol/l).

A principal limitação desta equação é a importância do peso: os valores podem ser distorcidos em pessoas extremamente magras ou extremamente obesas (135). Teoricamente, tende, portanto, a sobrestimar a verdadeira TFG porque tem em conta a secreção tubular de creatinina (139).

Tabela 12: Fórmulas utilizadas para calcular a TFG (146)

Débit de filtration glomérulaire mesuré (Cl-créat) = (créatinine urinaire x débit urinaire)/ créatinine plasmatique
Formule de Cockcroft et Gault (CG) Homme = [(140-âge) x poids (kg) x 1,23]/créatinine (µmol/L) Femme = [(140-âge) x poids (kg) x 1,02]/créatinine (µmol/L)
Formule simplifiée MDRD **(*modification of diet in renal disease*)** $=175^{*}(\text{créatinine } (\mu mol/L)/7\ 823)^{-1,154} \times \text{âge}^{-0,203}$ x 0,742 (si femme) x 1,21 (si race noire)
Formule de Hoeak *et al.* (eDFG) =-4,32+ (80,35/cystatine (mg/L))

> Fórmula MDRD

O método utilizado para obter as fórmulas MDRD foi completamente diferente. Desta vez, o objetivo era prever a TFG medida por um método de referência. [2]O grupo de doentes americanos era maioritariamente caucasiano (88%), com uma idade média de 50,6 anos; a maioria apresentava uma insuficiência renal em fase 3 a 4 (TFG média medida de 39,8 ml/min/1,73 m), 6% dos quais tinham diabetes. O índice de massa corporal era de 28 kg/m2 , 60% do sexo masculino e 12% de raça negra (140).

A regressão múltipla, que integra um grande número de variáveis, permitiu obter várias fórmulas de complexidade crescente. A fórmula inicialmente recomendada é conhecida como MDRD (139, 141). A TFG de referência era medida pela depuração do 125 I-iotalamato. Em 2000, a equipa de Levey et al. desenvolveu uma equação de previsão da TFG baseada na creatinina sérica e nos dados demográficos do estudo MDRD (135).

A última versão simplificada da fórmula MDRD, conhecida como versão abreviada, utiliza apenas 4 parâmetros: sexo, idade, nível de creatinina e raça. A TFG estimada pela equação MDRD é imediatamente indexada à área de superfície corporal (135) . Mais recentemente, foi introduzida uma última modificação que permite utilizar esta fórmula com um nível de creatinina normalizado com base no método de referência de ensaio de creatinina por espetrometria de massa com diluição isotópica (IDMS). Como a maioria dos kits de ensaio de creatinina estão ligados ao método IDMS, esta versão corrigida da fórmula MDRD é atualmente a mais utilizada (139, 142). A chamada fórmula MDRD simplificada ou abreviada está disponível em duas versões: a original adaptada a níveis de creatinina não padronizados e a outra modificada para se adaptar a níveis de creatinina padronizados no IDMS (143).

> Fórmula CKD-EPI (Epidemiologia da Doença Renal Crónica)

Mais recente, é derivada dos mesmos parâmetros que a MDRD e estabelecida com o mesmo método de referência, sendo os níveis de creatinina medidos pelo método enzimático. ^{2}A sua principal especificidade é o facto de ser modelada de forma diferente consoante o valor da creatinina, com o objetivo de melhorar o desempenho preditivo da fórmula MDRD acima de 60 ml/min/1,73 m (140).

^{22}Foi obtido a partir de uma amostra muito maior (5504 doentes) com uma idade média de 47 anos, um índice de massa corporal médio de 28 kg/m , 32% dos quais eram negros e uma TFG média de 68 ml/min/1,73 m . Tal como a fórmula MDRD, a complexidade da fórmula CKD-EPI requer um computador de mão ou uma calculadora online. A fórmula é padronizada com base na área de superfície corporal (139, 140).

> Desempenho e perspectivas da fórmula

Numerosos estudos demonstraram que a fórmula de Cockcroft tem um desempenho muito inferior ao das fórmulas MDRD e CKD-EPI (140) . Alguns estudos concluíram que uma ou outra fórmula é superior em determinadas populações (diabéticos, obesos, idosos), embora esta superioridade não tenha sido frequentemente confirmada. Globalmente, a fórmula MDRD parece ter um desempenho ligeiramente melhor do que a fórmula de Cockcroft em doentes com DRC (140).

As únicas limitações destas duas últimas fórmulas são os doentes com um IMC baixo e, no caso da MDRD, uma sobrestimação da TFG em níveis baixos de creatinina. ^{22}O CKD- EPI é mais útil para valores elevados de TFG > 90 mL/min/1,73 m, ou mesmo > 60 mL/min/1,73 m, para os quais a sua modelação específica lhe confere maior precisão (140).

A HAS e as diretrizes internacionais estipulam que a fórmula de Cockcroft não deve continuar a ser utilizada para estimar a TFG e recomendam a utilização da fórmula CKD-EPI, que demonstrou o melhor desempenho em todo o espetro da TFG, como tratamento de primeira linha (144).

2.5.1.2. Estimativa da excreção urinária de albumina

2.5.1.2.1. Definição

O termo microalbuminúria (ou pauci albuminúria) refere-se à excreção urinária de albumina em quantidades muito pequenas, intermédias entre os valores fisiológicos de cerca de 30 mg/24 h e a proteinúria franca, superior a 300 mg/24 h.

A albumina é uma proteína do soro com uma massa relativa de 67 kDa. A sua passagem glomerular é muito baixa em comparação com o seu nível sérico. A reabsorção tubular é rapidamente saturável. Por conseguinte, qualquer aumento dos EUA reflecte uma disfunção glomerular (as anomalias tubulares podem ser detectadas através da medição do ß2-M (145).

A microalbuminúria não é apenas um fator de risco para a nefropatia e as lesões renais, mas está também associada a um risco elevado de eventos cardiovasculares e de morte, sobretudo na DMT2 (146).

Na população em geral, a microalbuminúria encontra-se em 5-10% dos indivíduos. Também aqui, a microalbuminúria é um fator preditivo de mortalidade precoce, em associação com factores de risco cardiovascular semelhantes aos da DMT2. De uma forma mais geral, a microalbuminúria pode ter vários significados:

S Foram observadas variações durante o exercício físico;

S Verifica-se um aumento da insuficiência cardíaca congestiva, das infecções do trato urinário e, de um modo geral, dos episódios febris;

S No lúpus eritematoso sistémico, pode ser um critério de monitorização.

S Os valores da concentração de albuminúria também podem ser modificados pelo ortostatismo

S em indivíduos idosos sem diabetes é preditivo de mortalidade coronária e AVC (147, 148).

2.5.1.2.2. Testes de microalbuminúria

Existem várias formas de colheita de urina para medição da albumina:

J urina de 24 horas; no entanto, este tipo de colheita é muitas vezes difícil de efetuar corretamente. O resultado é expresso em mg/24 h.

J Amostra de urina: No caso deste procedimento, o doseamento da albumina deve ser combinado com um doseamento da creatinina para reduzir a imprecisão da colheita. O resultado é expresso em mg/g de creatinina urinária ou mg/mol de creatinina urinária. A normalização dos ensaios de albuminúria e de creatinina urinária é necessária para obter valores ACR comparáveis entre os diferentes métodos e entre os diferentes laboratórios.

J Minuto de amostra de urina e, em seguida, a expressão do resultado é em µg/min.

Para os dois últimos tipos de amostragem de urina, é preferível que a urina fresca seja colhida no meio do riacho (149).

No entanto, não existe atualmente um consenso sobre a forma como a urina deve ser colhida: nem o tipo de amostra, nem a hora do dia em que deve ser colhida, embora se saiba que a hora do dia pode afetar os resultados, tanto para as amostras de urina como para as amostras de urina spot (145).

As amostras podem ser armazenadas a 2-8°C durante 7 dias. No entanto, existem muitas recomendações diferentes para o armazenamento a longo prazo e estabilidade da albumina em amostras de urina (150, 151). Dados recentes sugerem que as amostras de urina são estáveis a -80°C durante longos períodos. O armazenamento a temperaturas mais elevadas, particularmente a -20°C, parece induzir alterações variáveis na albumina (149, 151, 152).

Tableau 13 Definições de microalbuminúria e valores de referência (28)

Coleção	Urina de 24 horas (mg/24 h)	Colheita cronometrada (mg/min)	Amostra Rácio albumina/creatinina (mg/g)	Amostra Rácio albumina/creatinina (mg/mmol)
Normoalbuminúria	<30	<20	<30	<2
Microalbuminúria	30-300	20-200	30-300	2-20
Macroalbuminúria (ureia proteica)	>300	>200	>300	>20

A microalbumina não pode ser detectada por simples tiras de teste. O imunoensaio é a técnica de eleição para medir a albumina na urina: imunoturbidimetria ou imunonefelometria. Os resultados da avaliação externa da *Probioqual* mostram que os ensaios nefelométricos dão resultados superiores aos da turbidimetria (153).

Os ensaios que utilizam a cromatografia líquida de alta resolução (HPLC) associada à deteção de massa parecem estar reservados para o desenvolvimento de materiais de referência e técnicas de referência (154).

A HPLC permitiu detetar a ND em média 3,9 anos mais cedo (155) do que os resultados obtidos por imunoensaio. Outros estudos mostram que 15-30% dos indivíduos considerados normais com imunoensaio de albumina urinária são classificados como tendo microalbuminúria por HPLC (24, 149).

Ao contrário de outros biomarcadores urinários, a albumina urinária tem a vantagem de ser um ensaio automatizado, amplamente utilizado em laboratórios (145).

Tableau 14 Discordância entre microalbuminúria detectada por imunoensaio e HPLC (28)

	HPLC>20mg/l e imunoensaio < 20 mg/l	HPIC > 30 mg/g e imunoensaio < 30mg/g
Testemunhas	21/32 (65,6%)	20/29 (69%)
Diabetes	34/60 (56,7%)	32/60(53,3%)

2.5.1.2.3. Albumina fantasma :

A quantidade e as formas moleculares de albumina presentes na urina podem diferir das presentes no plasma devido à filtração tubular e à reabsorção de formas modificadas de albumina, à modificação da albumina por proteólise durante a passagem pelo trato urinário, à modificação química por oxidantes, radicais livres e outros ligandos presentes na urina e à modificação durante o armazenamento da amostra (149) .

Em roedores, foi descrito que a albumina é metabolizada durante a filtração renal, resultando na excreção de uma mistura de proteínas intactas e fragmentos. O mesmo fenómeno foi descrito no homem e atribuído a uma transformação da albumina por enzimas lisossómicas localizadas a nível tubular (156).

Além disso, pensa-se que esta degradação é exagerada nos indivíduos diabéticos.

A urina contém, portanto, :

J Uma albumina intacta com as suas pontes dissulfureto e imunidade reactiva;

√ Uma albumina modificada que perdeu os seus epítopos e que, por conseguinte, não é imune, reactiva-se;

√ Fragmentos de albumina correspondentes a cadeias clivadas por ação enzimática.

É a evidência da segunda forma em muitos indivíduos que levou alguns autores a falar de albumina "fantasma" (24).

2.5.1.2.4. Microalbuminúria: um biomarcador de doença cardiovascular

Existe uma relação quase linear entre o aumento da excreção urinária de proteínas e o enfarte do miocárdio e o acidente vascular cerebral em doentes com DMT2. Estas observações são igualmente válidas para os doentes não diabéticos (157).

O rastreio da albumina, ou proteína na urina, (mesmo em níveis mais baixos, inferiores a 150 mg/d) pode ter um valor preditivo significativo na identificação de doentes com maior probabilidade de sofrer um evento cardiovascular (158).

Verificou-se que o rácio albumina/creatinina na urina (CAR) tem uma relação linear gradual com a morbilidade e a mortalidade cardiovasculares. Devido ao grande número de participantes no estudo, os investigadores puderam observar uma relação linear entre o CAR e a mortalidade cardiovascular muito abaixo do limiar padrão para a microalbuminúria (30 mg/g de creatinina), indicando que o rastreio deve ser efectuado precocemente para que se possa planear um tratamento preventivo para reduzir o risco cardiovascular (158).

2.5.2. Novos biomarcadores

2.5.2.1. Cistatina C

Em 1961, três autores diferentes descreveram independentemente uma nova proteína utilizando a imunoeletroforese. Clausen e Mac Pherson observaram esta proteína no líquido cefalorraquidiano (LCR) de doentes saudáveis, mas não a encontraram no sangue. Butler encontrou esta proteína na urina de 79% de 31 doentes com doença tubular. O investigador levantou a hipótese de a proteína ter origem no plasma, mas que simplesmente não podia ser medida devido à falta de sensibilidade da técnica. Na eletroforese, esta proteína alcalina e de baixo peso molecular aparece depois da banda da gamaglobulina, daí as primeiras designações que lhe foram dadas, como "proteína pós-γ" ou "traço γ" (159).

Em 1979, Lofberg e Grubb, da Universidade de Lund (Malmo, Suécia), descreveram a medição desta proteína-traço γ por imunodifusão radial com um limiar de deteção de 300 μg/L. Confirmaram a sua presença no sangue, na saliva e no LCR, mas em quantidades diferentes; a concentração no LCR era 5 vezes superior à do plasma, o que explica a sua descoberta inicial no LCR (159).

Em três doentes em diálise, os mesmos autores encontraram concentrações séricas muito mais elevadas do que em indivíduos saudáveis, o que os levou a sugerir que sofre filtração glomerular e é catabolizada a nível tubular. Só após a descrição da sua sequência de aminoácidos e do seu peso molecular (13260 Da), em 1982, é que Brezin verificou a semelhança entre esta proteína e um inibidor da cisteína proteinase pertencente à família das cistatinas. Este facto foi mais tarde confirmado por Barret e Grubb, que deram à proteína do traço γ o nome de "cys C" (159, 160).

2.5.2.1.1. Definição e caraterísticas

O Cys C é um polipéptido básico (pH 9,3), não glicosilado, composto por 122 aminoácidos com uma massa molecular de 13 kDa. Pertence à família dos inibidores da cisteína proteinase. A Cys C é constantemente sintetizada e segregada por todas as células nucleadas do organismo (161). O gene que codifica a proteína é um dos genes de manutenção (housekeeping genes), cuja expressão é contínua (161). A produção de cys-C é pouco influenciada pelo sexo, pela massa muscular, pela idade ou pela alimentação (159, 162).

O seu nível no sangue não varia ao longo do dia. O seu baixo peso molecular e a sua carga positiva permitem-lhe ser livremente filtrado na membrana glomerular. Em seguida, é reabsorvido e completamente catabolizado pelas células do túbulo proximal, sem secreção nem reabsorção da forma intacta (163).

A concentração plasmática de Cys-C parece depender principalmente da TFG, mas é possível que variações na produção influenciem a sua concentração. De facto, um estudo recente sugeriu que a função tiroideia pode modificar a produção de Cys-C. Foi demonstrado que os níveis de hormonas tiroideias estão inversamente correlacionados com os níveis de creatinina sérica, mas diretamente correlacionados com os níveis de cys-C (164). Consequentemente, quando se consideram os níveis de cys-C, é muito provável que a taxa de filtração glomerular esteja sobrestimada no hipotiroidismo e subestimada no hipertiroidismo (164).

A concentração urinária de cys-C é muito baixa, exceto em casos de lesão tubular proximal (159).

2.5.2.1.2. Métodos de dosagem e valores de referência

Só em 1994 é que foram desenvolvidos métodos rápidos e totalmente automatizados, todos baseados na aglutinação líquida de partículas de látex revestidas com anticorpos policlonais dirigidos contra a cys C (163).

Os métodos de medição da cys C têm vindo a melhorar progressivamente (mais precisos, rápidos e automatizados). Atualmente, esta molécula é medida através da técnica PETIA (imunoensaio turbidimétrico com reforço de partículas) ou PENIA (imunoensaio nefelométrico com reforço de partículas) (165).

A diferença técnica essencial entre os dois métodos reside no facto de a PETIA poder ser realizada numa máquina bioquímica multiparamétrica (comprimento de onda de cerca de 340 a 650 nm, consoante a aplicação), enquanto a PENIA, que requer um comprimento de onda infravermelho, só pode ser realizada numa máquina dedicada à imunonefelometria (159).

São utilizados dois tipos de equipamento de calibração:

J As aplicações DakoCytomation e Gentian AS utilizam soro humano desprovido de Cys C e enriquecido com Cys C recombinante.

J A aplicação da Siemens utiliza Cys C urinária purificada. As aplicações imunonefelométricas só estão disponíveis nos imunonefelómetros da gama BN® da

Siemens e da gama IMMAGE da Beckman-Coulter (160).

No Hospital Universitário Cantonal de Genebra, utilizando a técnica de nefelometria (PENIA), referiram a existência de interferências com a técnica PETIA (subestimação da cys C em caso de bilirrubina >100 mg/l ou triglicéridos > 15g/l). Por outro lado, não foi descrita qualquer interferência com o método PENIA. No entanto, a calibração ainda não foi normalizada e este método não está disponível na maioria dos analisadores automáticos (159-161).

Os valores de referência para a cys C são 0,70-1,21 mg/l (antes dos 50 anos) e 0,84-1,55 mg/l (após os 50 anos), mas estes ainda não foram normalizados (159).

A maioria dos autores descreve também uma tendência para valores de referência mais elevados para a cys C após os 50-60 anos (dada a diminuição da TFG com a idade (-12 ml/min/10 anos após os 50 anos). Os valores pediátricos estão atualmente a ser validados (165).

2.5.2.1.3. Estabilidade do Cys

A estabilidade da cys-C no soro foi estudada em 3 estudos principais. Estes sugeriram que a cys-C era estável à temperatura ambiente durante 7 dias, a -20°C durante 1 a 2 meses e a -80°C durante pelo menos 6 meses e mesmo vários anos. Foi também demonstrado que os ciclos de congelação/descongelação não tinham qualquer efeito na cys C (159, 163).

2.5.2.1.4. Cys C Marcador da taxa de filtração glomerular

Vários estudos validaram a utilização da cys C como marcador renal em adultos. Grubb *et al* (30) verificaram que a cys-C e a creatinina se correlacionavam de forma semelhante (r 0,77 e 0,75, respetivamente) com a TFG calculada por 51Cr-EDTA (chromium-51 ethylenediaminetetraacetic acid) Clearance em 135 indivíduos (com idades compreendidas entre os 7 e os 77 anos) com uma variedade de doenças renais, incluindo doença renal primária, bem como glomerulonefrite secundária, doença reumatoide e ND (166).

Em dois estudos que envolveram um total de 469 pessoas, Newman *et al* (19, 32) concluíram que, para além de ser um melhor marcador da estimativa da TFG do que a creatinina, a Cys C era um marcador mais sensível do que a Cr para as alterações moderadas da TFG. Quando os 206 doentes renais foram analisados separadamente, a correlação entre a Cys C e a TFG (determinada pela depuração do 51Cr EDTA) foi de r= 0,80, significativamente melhor do que a correlação com a Cr (r= 0,50). Estes estudos mostram que a Cys C demonstrou ser tão eficaz como a creatinina como marcador renal na população adulta. A maioria destes estudos mostra mesmo uma superioridade da cistatina C. Esta última caraterística tornou o estudo da cistatina C mais atrativo em determinadas populações (166).

Nos últimos anos, a cys-C surgiu como um marcador de filtração alternativo à creatinina. A sua produção é constante ao longo do tempo, independentemente da idade, do sexo e da massa muscular. É filtrada livremente no glomérulo e depois completamente degradada no túbulo proximal, pelo que não é excretada. A sua concentração plasmática é inversamente proporcional à taxa de filtração glomerular

(167) (168).

O desempenho das fórmulas derivadas apenas da cys-C não é melhor do que o das fórmulas derivadas da creatinina na população em geral. Por outro lado, este marcador tem provavelmente interesse em subpopulações em que a produção muscular de creatinina é muito diferente da população da mesma idade e sexo, o que explica o desempenho muito fraco das fórmulas derivadas da creatinina plasmática (169).

Por último, foram propostas fórmulas que incorporam tanto a creatinina como a cys C e que têm um desempenho significativamente melhor do que as fórmulas derivadas apenas da creatinina na população em geral (168).

Por esta razão, é interessante examinar estes diferentes estudos de acordo com a subpopulação estudada:

> População pediátrica

Os níveis séricos de creatinina nas crianças variam com a idade, a altura e o peso devido a alterações da massa muscular. Filler (170) foi o primeiro investigador a estudar 216 crianças com uma TFG normal (determinada por EDTA-Cr51) e demonstrou que os níveis plasmáticos de cys C não variavam com a idade (pelo menos durante mais de um ano). Este facto foi posteriormente confirmado por outras equipas que demonstraram a independência da cys C em relação ao peso, altura e sexo das crianças (ao contrário da creatinina). Os valores de referência da cys-C nas crianças com mais de quatro anos são mais ou menos os mesmos que os descritos para os adultos (166).

Os bebés prematuros, os recém-nascidos e as crianças com menos de quatro anos de idade apresentam valores mais elevados de cys-C. Os dados sobre a relação entre a concentração plasmática de cys-C e a TFG em crianças são fragmentários e contraditórios (159, 165).

> Doentes transplantados renais :

A deteção precoce de uma diminuição da TFG, que sugere a possibilidade de rejeição aguda, é um elemento essencial no acompanhamento de um doente transplantado renal. Isto é particularmente importante nas primeiras semanas após o transplante (171).

O primeiro estudo em doentes transplantados renais demonstrou que a determinação da concentração plasmática de cys-C era superior à da creatinina sérica, sendo a depuração da inulina utilizada como referência. No entanto, o número de doentes estudados foi reduzido (n = 12) e foram também incluídas crianças (159, 160, 165).

> Insuficiência renal aguda e crónica e diabetes:

Dado que a TFG determinada a partir da creatinina é sobrestimada devido à secreção de creatinina pelas células tubulares, a creatinina plasmática não é suficientemente sensível para detetar uma DRC incipiente de várias origens (hipertensão, diabetes, etc.).[22]Isto deve-se ao facto de os níveis de cys-C começarem a aumentar com uma taxa de filtração glomerular inferior a 88 ml/min/1,73 m, enquanto os níveis de creatinina só se tornam patológicos quando a taxa de filtração glomerular desce abaixo de 75 ml/min/1,73 m (171).

A Cys C é também inegavelmente útil nos casos de insuficiência renal aguda (IRA). A medição da Cys C permite diagnosticar a IRA 48 horas antes da creatinina plasmática. Assim, a Cys C parece ser um marcador interessante na população diabética para a deteção de nefropatia precoce (162).

> Indivíduos idosos :

Na prática, a estimativa da função renal em indivíduos idosos baseia-se na determinação da creatinina e nas equações preditivas daí derivadas. No entanto, a sarcopénia relacionada com a idade leva a uma diminuição da produção de creatinina. A fórmula de Cockcroft e Gault subestima sistematicamente a TFG nos idosos. No entanto, a MDRD, mais fiável, só pode ter em conta uma diminuição média da massa muscular e da creatinina relacionada com a idade (160).

A inflamação, a má nutrição e o descondicionamento muscular podem acentuar ainda mais as anomalias do metabolismo muscular e afetar o valor das equações preditivas baseadas na creatinina. A Cys-C pode, portanto, parecer um marcador alternativo; nos idosos, a Cys-C parece ser menos sensível aos factores metabólicos e extrarrenais do que a creatinina. Parece ser um marcador promissor para a deteção precoce da disfunção renal nos idosos (160).

> Insuficiência hepatocelular:

Os doentes cirróticos representam uma população em que as medições da creatinina plasmática e da depuração da creatinina não se correlacionam bem com a TFG devido à interferência da bilirrubina na medição da creatinina, à extensão da amiotrofia, que é muito comum nesta doença, e possivelmente a uma diminuição da capacidade do fígado para converter a creatina em creatinina. De acordo com Woitas e Demirtas , o coeficiente de correlação com a TFG avaliado por uma abordagem isotópica de referência para o cys-C plasmático é significativamente mais elevado do que para a creatinina (166). Nestes doentes, o cys-C demonstrou ser equivalente à creatinina na avaliação da função renal, ou mesmo superior (159).

> Fibrose cística e neoplasia :

Existem duas razões para monitorizar a função renal em doentes com cancro submetidos a quimioterapia:

S Lesões diretas dos túbulos renais secundárias à quimioterapia.

S Acumulação significativa destes medicamentos e dos seus metabolitos quando a TFG está reduzida.

[2]Quando a TFG é de 60 ml/min/1,73 m, por exemplo, a dose de cisplatina deve ser reduzida para metade. Por conseguinte, deve ser vantajoso detetar alterações da função renal o mais cedo possível (166).

A Cys C é um importante inibidor das catepsinas, enzimas capazes de proteolizar a matriz extracelular e, por conseguinte, de facilitar a degradação das membranas basais pelas células tumorais e, consequentemente, o processo metastático. O efeito antitumoral da Cys-C poderia também basear-se num papel "*semelhante ao das citocinas*", independente da sua função de inibidor das proteases(159). A concentração plasmática de Cys-C não parece ser significativamente influenciada por um processo neoplásico (165).

> Cys C e adaptação aos medicamentos :

Na presença de insuficiência renal, muitos medicamentos requerem uma alteração da dosagem. Na maioria dos casos, isto é necessário porque a depuração do medicamento é principalmente renal, embora por vezes também seja necessário porque o medicamento também é nefrotóxico. Em casos de insuficiência renal pré-existente, o medicamento deve ser utilizado com precaução. A primeira publicação que estudou o valor da cys C neste domínio incidiu sobre o ajustamento da dose de digoxina em indivíduos idosos. Concluiu-se que este novo parâmetro não era superior à creatinina na previsão da depuração do fármaco. Outros estudos, baseados em metodologia farmacocinética populacional, demonstraram definitivamente o valor da cys C na previsão da depuração de fármacos eliminados exclusivamente ou mesmo parcialmente pelos rins, nomeadamente dois citotóxicos, o topotecano e a carboplatina (159).

2.5.6.1.5. Cys C e riscos cardiovasculares :

A ESRD ou estádio 3 da classificação KDOQI é atualmente reconhecida como um fator de risco independente para as doenças cardiovasculares. A descoberta de um marcador biológico de compromisso da função renal, potencialmente mais precoce e menos dependente de factores extra-renais do que a creatinina, levou várias equipas, nomeadamente a de Shlipak (172), a estudar a relação entre a doença cardiovascular, a mortalidade e os níveis circulantes de cys-C. Estudos epidemiológicos baseados em grandes coortes de doentes identificaram claramente níveis elevados de cys-C (acima de 1,30 mg/L) como um fator de risco independente para a doença cardiovascular. Estes valores podem estar associados a anomalias morfológicas cardíacas, como a hipertrofia do ventrículo esquerdo ou a disfunção ventricular esquerda identificada por ultra-sons, a anomalias funcionais como a insuficiência cardíaca ou a intolerância ao exercício (173).

Por conseguinte, a Cys C parece ser um marcador de risco independente para as doenças cardiovasculares com potencial multifatorial (159).

2.5.6.2. Beta 2 microglobulina

A ß2-M foi descoberta em 1968 por Berggard *et al.* na urina de pacientes que sofriam de doença de Wilson ou de envenenamento crónico por cádmio. Trata-se de uma proteína globular semelhante à cadeia leve do antigénio de histocompatibilidade do sistema *HLA* (antigénios leucocitários humanos), que permite o reconhecimento entre indivíduos e desempenha um papel importante nas relações célula-célula, com uma influência decisiva nos enxertos e transplantes. O ß2-M está presente em muitos fluidos biológicos, incluindo o sangue e a urina, mas também em baixas concentrações nos fluidos seminal, sinovial, peritoneal, pleural e cerebrospinal. A ß2-M é uma globulina pequena com uma massa molar relativa de 11,8 kDa(14).

Pertence ao grupo das "proteínas de baixo peso molecular" (*LMWP*) (100 aminoácidos). É produzida por todas as células nucleadas do organismo (exceto o trofoblasto), pelos linfócitos T, pelos linfócitos B e pelas células tumorais, quando estas estão presentes. No ser humano, é codificada por um gene situado no cromossoma 15. Existe sob duas formas: a forma livre nos fluidos biológicos e a forma ligada às membranas das células nucleadas, onde forma a cadeia leve das moléculas HLA de classe I. É filtrada nos rins pelos glomérulos, sendo depois reabsorvida e catabolizada a nível tubular. Na ausência de insuficiência renal, o aumento das concentrações plasmáticas corresponde a um aumento da síntese (14).

2.5.6.2.1. Técnica de dosagem

Consoante a técnica de ensaio, o teste é efectuado no soro ou no plasma. O jovem não parece ser essencial. A hemólise e a hiperlipidemia podem interferir com o ensaio. Para a conservação e o transporte, as amostras de soro devem ser conservadas entre +2 e +8°C durante 8 dias, ou congeladas nas 24 horas seguintes à colheita (174).

Existem vários métodos de medição do ß2-M. A técnica de referência é o teste RIA (radioimunoensaio), que é longo, dispendioso e está sujeito a normas de proteção contra as radiações que exigem instalações adequadas e pessoal qualificado. Por conseguinte, esta técnica não é acessível a todos os laboratórios. Os estudos sobre o desempenho analítico de uma técnica de imuno-quimioluminescência e de uma técnica de imuno-turbidimetria no soro, comparados com os da RIA, mostraram que estão correlacionados, em tubo seco e em tubo heparinizado, para as duas técnicas não isotópicas (174, 175).

2.5.6.2.2. Valores de referência e variações fisio-patológicas

Nos adultos, o β2-M sérico é estável, com valores habituais entre 1,1 e 2,4 mg/l.

Os recém-nascidos têm níveis mais elevados do que os adultos, enquanto as crianças até à puberdade têm níveis mais baixos. Os níveis séricos aumentam após os 60 anos de idade. Durante a gravidez, os níveis séricos de ß2-M são mais elevados (174).

As concentrações séricas elevadas de ß2-M encontram-se em duas situações distintas.

- **Síntese aumentada:** observada em doenças proliferativas linfóides: mieloma múltiplo (MM), linfomas, leucemia linfocítica crónica (CLL) e síndromes mielodisplásicos (MDS), mas também em doenças inflamatórias, doenças auto-imunes e infecções virais por CMV ou HIV.
- **Diminuição da depuração renal**: observada na insuficiência renal, existe uma boa correlação entre a concentração sérica de β2-M e a taxa de filtração glomerular (14).

2.5.6.2.3. ß2-M e insuficiência renal

Até à data, numerosos estudos demonstraram correlações significativas entre as medidas da função renal e os níveis séricos de ß2-M. Estes estudos fornecem razões convincentes para que a filtração renal possa ser estimada utilizando uma equação de estimativa do ß2-M (174).

[2]O grupo CKD-EPI desenvolveu uma equação de estimativa da TFG baseada no ß2-M numa coorte de 2380 doentes, principalmente caucasianos e afro-americanos, com níveis médios de TFG (TFGm), creatinina sérica medida e ß2-M sérico de 47,5 (21,7)

ml/min/1,73 m , 1,9 (0,9) mg/dl e 4,3 (2,4) mg/l, respetivamente (39). O ß2-M estava altamente correlacionado positivamente com o cys-C e a creatinina sérica, com coeficientes de Pearson de 0,9 e 0,78, respetivamente (14).

Verificou-se que o ß2-M sérico está inversamente correlacionado com a TFG, com um valor de Pearson de 0,85. Os autores utilizaram o modelo de regressão de menor erro para o desenvolvimento da equação e incluíram variáveis de idade, sexo e raça. Os coeficientes para β2-M foram significativos, embora pequenos, semelhantes aos da cys C e mais pequenos do que os da creatinina (14).

Nesta coorte, a equação CKD-EPI ß2-M superou as equações CKD-EPI de creatinina e cys C em termos de exatidão. No entanto, a equação CKD-EPI ß2-M tem uma vantagem sobre as outras equações CKD-EPI, na medida em que não é afetada pela raça, idade ou sexo (14).

Apenas a etnia (menor nos negros), o tabagismo (maior nos fumadores) e a proteinúria (maior nos doentes com proteinúria) foram diretamente implicados na elevação dos níveis de ß2-M em modelos multivariados ajustados (175).

Esta disparidade deve ser considerada como prova de que o ß2-M é um marcador ligeiramente superior da filtração renal, com correlações mais fortes com a TFG medida e correlações mais fracas com factores não renais como a creatinina(176).

No entanto, os efeitos de determinantes não renais noutros parâmetros que afectam a cinética do ß2-M anulam esta vantagem aparente, pelo que o desempenho global da equação do ß2-M do CKD-EPI é comparável ao de outras equações para estimar a taxa de filtração glomerular (14).

> População pediátrica

Sabe-se que a depuração da creatinina é um marcador pouco fiável para medir a TFG em crianças, devido à massa muscular. Por este motivo, foram estudados outros marcadores, incluindo o ß2-M, que não é influenciado pela massa muscular. Para além disso, a fórmula recentemente desenvolvida CKD-Epi- Trace-ß2-M não pode ser aplicada a crianças (176).

Em resumo, a utilização do ß2-M sérico como medida da função de filtração glomerular não parece ser tão útil em crianças como em adultos (177).

No entanto, a excreção urinária de ß2-M tem sido utilizada no diagnóstico de uma grande variedade de doenças renais em crianças (14) .

> Interesse do ß2-M na função tubular

A eliminação de ß2-M do soro faz-se principalmente por filtração glomerular, mas mais de 99,9% das proteínas filtradas são reabsorvidas e catabolizadas no túbulo proximal, resultando numa concentração urinária mínima de ß2-M (geralmente inferior a 360 μg/l) (14).

O manuseamento tubular do ß2-M amadurece durante o período neonatal. A excreção urinária de ß2-M atinge um pico no quinto dia de vida e diminui gradualmente para níveis adultos aos 3 meses de idade. Esta caraterística sugere que o ß2-M urinário pode não só ser um biomarcador fiável da toxicidade tubular, mas pode mesmo ter um desempenho dependente da idade (14).

Um estudo recente de toxicologia animal avaliou o desempenho da lipocalina associada à gelatinase neutrofílica (NGAL) e de quatro biomarcadores urinários considerados aceitáveis pelas autoridades reguladoras para detetar a toxicidade renal aguda induzida por medicamentos: ß2-M, cys C, molécula de lesão renal-1 (KIM-1) e clusterina. Neste estudo específico, os níveis urinários de β2-\-1 e de cys C aumentaram precocemente (antes de serem detectadas alterações histológicas) e regressaram ao intervalo de controlo na fase de recuperação. Além disso, as alterações no β2-\--1 plasmático foram paralelas às alterações no β2-\-1 urinário. No entanto, as correlações entre os valores dos biomarcadores variaram consoante o tipo de nefrotoxicidade (175).

> ß2-M e transplante renal

A identificação de biomarcadores urinários capazes de detetar danos tubulares precoces seria benéfica para ajudar a identificar os doentes que necessitam de biópsia do aloenxerto, a fim de evitar a progressão para danos crónicos. Estes dados são idênticos aos disponíveis em doentes com DRC não transplantados. Verificou-se que a TFG baseada no β2-\-1 sérico (<30 vs. >60 ml/min) prediz a mortalidade cardiovascular e a insuficiência renal dialítica em receptores de aloenxertos (158).

A capacidade preditiva de elevações no β2-\-1 sérico para perda subsequente de aloenxerto também foi relatada por outros grupos (174).

2.5.6.2.4. β2-M e patologia hemato-oncológica

Em doenças malignas hematológicas como a leucemia, o linfoma e o mieloma múltiplo, o β2-\-1 sérico está elevado apesar da função renal preservada. Foi referido que 60% dos doentes com linfoma de células do manto têm β2-\-1 sérico elevado antes do tratamento. Este valor elevado está independentemente associado ao mau prognóstico da maioria dos tumores malignos hematológicos (178).

Estas associações persistem apesar do ajustamento para pontuações de prognóstico clínico e indicadores terapêuticos bem validados. No mieloma múltiplo, os níveis séricos de ß2-M são o principal fator determinante do Sistema Internacional de Estadiamento (ISS). O ß2-M prevê não só o prognóstico, mas também a progressão da doença assintomática e até o resultado após o transplante de células estaminais (78).

2.5.6.2.5. *ß2-M* e doenças auto-imunes

Os níveis séricos de β2-M também estão elevados em doenças auto-imunes. Níveis séricos muito elevados são observados em doentes com lúpus eritematoso sistémico e doença de Still do adulto, particularmente naqueles com doença ativa e síndrome hemofagocítica. Após o tratamento, os níveis séricos de β2-\--1 diminuem significativamente. O β2-M urinário está correlacionado com as pontuações de atividade global e renal e com a proteinúria (179).

2.5.6.3. Outros biomarcadores do plasma e da urina

Os biomarcadores de lesão glomerular, lesão tubular, inflamação e stress oxidativo precedem a albuminúria em alguns doentes e podem, por isso, ser úteis para a previsão precoce da doença renal, embora a maioria deles ainda não tenha sido validada (180, 181).

Quadro 15: Resumo de alguns novos biomarcadores para a nefropatia diabética (199)

Biomarcador	Tipo de lesão renal	TIDM	DMT2	Pré-microalbuminúria^	Previsão de microalbuminúria
Transferrina urinária	Lesão glomerular	+	+	+	+
TNF-a urinário	Lesão glomerular	+	+	+	+
Colagénio tipo IV urinário	Lesão glomerular/tubular	+	+	+	+
Fibronectina urinária	Lesão glomerular	+	+		
GAGs urinários	Lesão glomerular	+	+	+	
NAG urinário	Lesão tubular	+	+	+	+
L-PGDS urinário	Lesão glomerular		+	+	+

Nota: ^Aparece na urina antes da microalbuminúria.

Abreviaturas: DMID, diabetes mellitus de tipo I; DM2, diabetes mellitus de tipo 2; TNF-", fator de necrose tumoral ": GAG, glicosaminoglicanos; NAG, N-acetil-ß-D-glucosaminidase; L-PGDS. prostaglandina D sintase do tipo lipocalina.

2.5.6.3.1. Biomarcadores tubulointersticiais

Foi identificado um grande número de biomarcadores da ND através de análises transcriptómicas e proteómicas do tecido renal após a lesão. Existe, portanto, uma tendência a favor da identificação de marcadores tubulointersticiais renais, reflectindo a sua maior massa em comparação com os compartimentos vascular e glomerular (182).

Biomarcadores como a cys C, KIM-1, NGAL, angiotensinogénio, periostina e a proteína quimioatraente de monócitos-1 (MCP-1) reflectem danos tubulares (183).

Os marcadores tubulares de lesão renal podem refletir o grau de lesão renal em doentes diabéticos.

A proteína urinária de ligação aos ácidos gordos do tipo hepático (L-FABP), a NGAL e a KIM-1 são biomarcadores tubulares recentemente estabelecidos que têm sido referidos como detectores precoces de lesão renal aguda.

- As células tubulares proximais renais expressam abundantemente L- FABP e a excreção urinária desta molécula é elevada nos diabéticos, mesmo antes do desenvolvimento de lesões glomerulares ou de albuminúria.
- O NGAL é também considerado um preditor precoce sensível e mais exato de lesão renal agudaê. Níveis mais elevados de NGAL urinária têm sido associados a uma TFG mais baixa na DM2 com macroalbuminúria (184-186).
- A KIM-1 é uma proteína de membrana expressa na membrana apical das células dos túbulos renais proximais e reflecte os danos tubulares nas fases mais avançadas da doença renal em doentes diabéticos.

Os níveis urinários destes marcadores tubulares durante a progressão da ND reflectem não só a gravidade da lesão renal, mas também o grau de fibrose tubulointersticial. Em contraste com os marcadores acima mencionados, a enzima conversora da angiotensina 2 (ACE2), um homólogo da ACE, parece desempenhar um papel protetor na doença renal diabética e é um determinante importante da ND (186, 187).

2.5.6.3.2. Biomarcadores glomerulares

Estes biomarcadores incluem a transferrina, a imunoglobulina G (IgG), a ceruleoplasmina, o colagénio de tipo IV, a laminina, os glicosaminoglicanos (GAG), a lipocalina do tipo prostaglandina D sintase (L-PGDS), a fibronectina, a podocitocina e o VEGF (fator de crescimento endotelial vascular) (180).

É interessante notar que podem ser utilizadas novas abordagens para identificar potenciais novos biomarcadores para a doença neurodegenerativa.

Em termos de biomarcadores glomerulares, foi demonstrado que a transferrina urinária é um marcador mais fiável do glomérulo do que a albuminúria. Alguns relatórios indicam que, antes do desenvolvimento de microalbuminúria, a transferrina urinária parece ser mais elevada em indivíduos diabéticos do que nos seus controlos saudáveis. O rácio albumina/transferrina é significativamente mais baixo em doentes diabéticos com normoalbuminúria e microalbuminúria do que naqueles com macroalbuminúria (188). Além disso, a transferrina urinária prevê o desenvolvimento de microalbuminúria em doentes com DM2 com normoalbuminúria. Em doentes diabéticos com macroalbuminúria, a excreção de transferrina urinária está positivamente correlacionada com os EUA. No entanto, a transferrinúria também é observada na glomerulonefrite primária, bem como em certas doenças sistémicas que afectam secundariamente o glomérulo, realçando assim a sua falta de especificidade para a ND (181).

A IgG urinária é outro biomarcador relacionado. A imunoglobulina G é uma proteína plasmática aniónica que atravessa o glomérulo com dificuldade, mas aparece na urina concomitantemente com a transferrina urinária, a ceruloplasmina urinária e o orosomucóide urinário antes do início da microalbuminúria, sugerindo a capacidade do aumento da eliminação de IgG urinária para prever o início da microalbuminúria em doentes com DM (189).

A laminina e o colagénio tipo IV são componentes da membrana basal glomerular, embora este último seja também um componente da matriz mesangial. Dado que se observam níveis urinários elevados de colagénio tipo IV em normoalbuminúricos com DM1, este biomarcador foi mesmo considerado como um indicador específico de ND precoce (190).

Além disso, alguns estudos indicam que a excreção urinária de colagénio tipo IV na DMT2 está relacionada com a EAU, enquanto outros investigadores demonstraram que os doentes com DMT2 com evidência de doença renal têm um rácio colagénio tipo IV/albumina significativamente mais elevado do que os seus homólogos não diabéticos com nefropatia (191).

Estes resultados apoiam a possível utilização do colagénio tipo IV urinário na diferenciação da nefropatia diabética e não diabética.

Por fim, o colagénio tipo IV urinário também demonstrou ser mais sensível do que a albuminúria na deteção de lesão renal em doentes com DMT2, embora outros autores tenham referido que um terço dos doentes com microalbuminúria não apresenta um aumento da excreção urinária de colagénio tipo IV(192).

A fibronectina urinária é provavelmente outro biomarcador útil da ND, mas a sua relevância em relação à albuminúria precisa de ser validada por outros estudos.

Os GAGs urinários estão aumentados em doentes com ND com normoalbuminúria e estão associados a outros marcadores tubulares, como a proteína de Tamm-Horsfall, que expressa a disfunção tubular distal em doentes com ND. Os GAGs também estão presentes na membrana basal tubular (193).

Por último, o L-PGDS é um biomarcador associado a danos nas paredes dos capilares glomerulares e reflecte o aumento da sua permeabilidade. Embora seja essencialmente considerado preditivo de lesão renal, é menos relevante como biomarcador precoce de ND (181, 187).

2.5.6.3.3. Biomarcador de inflamação renal

Durante a ND, a inflamação renal e o influxo de células inflamatórias causam a libertação de interleucinas e citocinas, como o TNF-α, MCP-1, TGF-ß1, IL-1ß, IL-6 e IL-8, criando um microambiente pró-inflamatório que amplifica os danos. Vários estudos examinaram a sua potencial utilização clínica na avaliação da ND (194).

Outros biomarcadores de inflamação, que também são marcadores glomerulares, são a IL-18, a proteína indutora de interferão gama (IP-10), a proteína quimioatraente de monócitos1 (MCP-1), o fator estimulador de colónias de granulócitos (G-CSF), as eotaxinas, o RANTES (regulado na ativação, expresso e segregado por células T normais) ou CCL-5 e o orosomucoide.

A S Il-18 é uma citocina pró-inflamatória derivada de células mononucleares, e os seus níveis séricos e urinários correlacionam-se positivamente com a albumina, enquanto os seus níveis séricos se correlacionam positivamente com a espessura da íntima-média da carótida em doentes com DMT2, podendo assim ser um preditor da progressão da ND, bem como da doença cardiovascular (195).

S IP-10 e MCP-1 são outras citocinas pró-inflamatórias cujos níveis séricos estão significativamente aumentados em indivíduos com T2DM.

S Os níveis séricos e urinários DE G-CSF também estão aumentados nas fases iniciais da ND, enquanto as taxas de excreção urinária de RANTES (ou CCL-5) e eotaxina foram observadas como sendo significativamente mais elevadas em doentes com hiperfiltração do que em doentes com DM1 com normofiltração (194).

Tal como o RANTES, que é uma citocina quimiotáctica, a eotaxina é uma subfamília de citocinas quimiotácticas de eosinófilos, composta pela eotaxina-1 e pela eotaxina-2. Os níveis urinários elevados de eotaxina e de RANTES, resultantes da hiperfiltração no rim diabético, resultam de uma pressão intraglomerular elevada que provoca inflamação renal (196).

2.5.6.3.4. Biomarcadores do stress oxidativo

Um exemplo típico de um biomarcador de stress oxidativo é a 8-oxo-7,8-di-hidro-2-desoxiguanosina (8oHdG) urinária.

Este marcador é produzido como resultado de danos oxidativos no ADN e aparece na urina sem ser metabolizado. Notavelmente, o 8oHdG urinário foi relatado como um

marcador clínico útil para prever o desenvolvimento da doença de Creutzfeldt-Jakob de acordo com a definição da OMS (197).
Níveis mais elevados de 8-oHdG na urina indicam uma progressão significativa da doença em comparação com níveis baixos ou moderados (196).

2.5.6.3.5. Biomarcadores emergentes

> MicroRNAs (miRNAs)

Estes são novos biomarcadores de diagnóstico atractivos para a MND.
São pequenos ARN endógenos não codificantes (20-30 nucleótidos) que regulam a expressão dos genes ligando-se às regiões 3' não traduzidas de ARNm específicos, induzindo a sua degradação ou a repressão da tradução. Os miRNA estão, portanto, implicados na regulação pós-transcricional da expressão dos genes e no controlo de vários processos, como a apoptose, a reparação do ADN, a resposta ao stress oxidativo, o cancro e o desenvolvimento celular (198).

> RNA longo não codificante

Os RNAs longos não codificantes (lncRNAs) são transcritos não codificantes de tamanho variável (de 200 nucleótidos a 100 kbp) sem função de codificação de proteínas. Verificou-se que a expressão de lncRNA está correlacionada com a expressão de miRNA em modelos de ND (199). Vários estudos implicaram um papel para a variante 1 da translocação do plasmocitoma (PVT1) na patogénese da DN (15).

> Exossomas urinários

Os exossomas urinários são pequenas vesículas (40-100 nm) libertadas pela maioria das células renais. Contêm vários tipos de proteínas citosólicas, de membrana e de transporte, bem como ácidos nucleicos (200). Os exossomas reflectem o estado fisiopatológico das suas células hospedeiras e surgiram como uma fonte promissora e não invasiva de biomarcadores para a ND e como um indicador do estádio e da progressão da doença (15).

> Micropartículas

As micropartículas (MPs) são vesículas extracelulares libertadas da superfície celular em caso de stress ou dano. As MPs são maiores do que os exossomas (0,1-1 µm) e têm uma composição molecular específica. Por outras palavras, expõem a fosfatidilserina à superfície. Os MP são libertados das células renais em caso de perturbação glicémica e podem ser detectados no plasma e na urina antes do aparecimento da ND (15, 198).

Referências

1. Diabetes A. Canadian Diabetes Association 2008 Clinical Practice Guidelines for the Prevention and Management of Diabetes in Canada (Associação Canadiana de Diabetes 2008 Diretrizes de Prática Clínica para a Prevenção e Gestão da Diabetes no Canadá). Can J Diabetes. 2008;32:S1-S225.
2. atlas de diabete Fid. atlas de diabete IDF 2019.
3. Tenenbaum M, Bonnefond A, Froguel P, Abderrahmani A. Physiopathology of the diabetes. Revue Francophone des Laboratoires. 2018;2018(502):26-32.
4. Vionnet AC, Jornayvaz FR. Classificação da diabetes: rumo a uma heterogeneidade crescente. Rev Med Suisse. 2015;11:1234-7.
5. SCHEEN A, Paquot N. A diabetes de tipo 2: viagem ao coração de uma doença complexa. Revue Médicale de Liège. 2012;67(5-6).
6. Schlienger J-L. Complicações da diabetes tipo 2. A Imprensa Médica. 2013;42(5):839-48.
7. Fonfrède M. Diabète et rein. Revista Francófona de Laboratórios. 2013;2013(455):45-50.
8. Roussel R. História natural da nefropatia diabética. Medicina das doenças metabólicas. 2011;5:S8-S13.
9. Avinash S, Singh V, Agarwal A, Chatterjee S, Araya V. Identification and Stratification of Diabetic Kidney Disease Using Serum Cystatin C and Serum Creatinine Based Estimating Equations in Type 2 Diabetes: A Comparative Analysis. O Jornal da Associação de Médicos da Índia. 2015;63(11):28-35.
10. Rigalleau V, Beauvieux MC, Gonzalez C, Raffaitin C, Lasseur C, Combe C, et al. Estimativa da função renal em pacientes com diabetes. Diabetes Metab. 2011;37(5):359- 66. Epub 2011/06/18.
11. Rigalleau V, Beauvieux MC, Gonzalez C, Raffaitin C, Lasseur C, Combe C, et al. Estimativa da função renal em pacientes com diabetes. Diabetes & Metabolism. 2011;37(5):359-66.
12. Tziomalos K, Athyros VG. Nefropatia diabética: novos factores de risco e melhorias no diagnóstico. A revisão de estudos diabéticos: RDS. 2015;12(1-2):110.
13. Pelaez A, Dinic M, Roche F, Barthélémy J, Alamartine E, Cavalier E, et al. Cistatina C, inflamação e disfunção autonómica: um "ménage à trois" oculto? Nephrology & Therapeutics. 2020;16(5):310-1.
14. Argyropoulos CP, Chen SS, Ng Y-H, Roumelioti M-E, Shaffi K, Singh PP, et al. Redescobrindo a microglobulina beta-2 como um biomarcador em todo o espetro de doenças renais. Fronteiras na medicina. 2017;4:73.
15. Campion CG, Sanchez-Ferras O, Batchu SN. Potencial papel dos biomarcadores séricos e urinários no diagnóstico e prognóstico da nefropatia diabética. Revista canadiana de saúde e doença renal. 2017;4:2054358117705371.

16. Krzesinski J-M, Scheen A. Doença renal diabética: gestão atual e perspectivas futuras. Swiss Medical Journal. 2015;11(483):1534-8.

17. ADA E. Diagnóstico e classificação da diabetes mellitus novos critérios. Diabetes & Metabolismo (Paris). 1999;25:72-83.

18. ID da Federação. Atlas da Diabetes da IDF 9 eme edição 2019 2019.

19. Gariani K, Tran C, Philippe J. Hemoglobina glicada. Rev Med Suisse. 2011;7:1238-42.

20. Baynes HW. Classificação, fisiopatologia, diagnóstico e tratamento da diabetes mellitus. J diabetes metab. 2015;6(5):1-9.

21. Organização WH. Classificação da diabetes mellitus. 2019.

22. CRITÉRIOS BIOLÓGICOS D, AÇÚCAR D. Definição e classificação da diabetes. Médecine Nucléaire-Imagerie fonctionnelle et métabolique. 2001;25(2):91.

23. Chevenne D, Fonfrède M. Actualités en diabétologie. Immunoanalysis & Specialised Biology. 2007;22(2):95-100.

24. Chevenne D, Fonfrède M. Actualités en diabétologie. Immunoanalysis & Specialised Biology. 2007;22(2):95-100.

25. Spinas G, Lehmann R, editores. Diabetes mellitus: Diagnóstico, classificação e patogénese, Rev. Forum Med; 2001.

26. World Health O. Global Diabetes Report. 2016.

27. Dinar Y, Belahsen R. Diabetes Mellitus in Morocco: Situation and Challenges of Diabetes Care. Jornal de Investigação Científica e Relatórios. 2014:2477-85.

28. Ahmed Chetoui KK, El Kardoudi A, Boutahar K, Chigr F, Najimi M. Epidemiologia da diabetes em Marrocos: revisão de dados, análise e perspectivas. Int J Scientific Eng Res. 2018;9:1310-6.

29. Zaoui S, Biémont C, Meguenni K. Epidemiological approach to diabetes in urban and rural settings in the Tlemcen region (western Algeria). Cahiers d'études et de recherches francophones/Santé. 2007;17(1):15-21.

30. MOSSI KE, BALAKA A, TCHAMDJA T, DJAGADOU KA, Sama HD, APETI S, et al. Prevalência das complicações da diabetes mellitus na Clínica médico-cirúrgica do CHU Sylvanus Olympio de Lomé. Revue Africaine de Médecine Interne. 2019;6(1-3):42-8.

31. Orban J-C, Ichai C. Complicações metabólicas agudas da diabetes. Réanimation. 2008;17(8):761-7.

32. Tenoutasse S, Mouraux T, Dorchy H. Diabetic ketoacidosis: diagnosis, management and prevention. Rev Med Brux. 2010;31:71-6.

33. Orban JC, Ghaddab A, Chatti O, Ichai C. Acidose láctica e metformina. Annales Françaises d'Anesthésie et de Réanimation. 2006;25(10):1046-52.

34. Salpeter SR, Greyber E, Pasternak GA, Salpeter EE. Risk of fatal and non-fatal lactic acidosis with metformin use in type 2 diabetes mellitus: systematic review and metaanalysis. Archives of internal medicine. 2003;163(21):2594-602.

35. Ardigo S, Philippe J. Hipoglicemia e diabetes. Rev Med Suisse. 2008;4:1376-82.

36. Deshpande AD, Harris-Hayes M, Schootman M. Epidemiologia da diabetes e complicações relacionadas com a diabetes. Fisioterapia. 2008;88(11):1254-64.
37. Constantino MI, Molyneaux L, Limacher-Gisler F, Al-Saeed A, Luo C, Wu T, et al. Complicações a longo prazo e mortalidade na diabetes de início jovem: a diabetes tipo 2 é mais perigosa e letal do que a diabetes tipo 1. Diabetes care. 2013;36(12):3863-9.
38. Said G. Neuropatias diabéticas. Neurologie com. 2009;1(2):40-4.
39. diabete acd. Canadian Diabetes Association 2008 Clinical Practice Guidelines for the Prevention and Treatment of Diabetes (Associação Canadiana de Diabetes 2008), Canadian Journals of Diabetes. 2008;32:225.
40. Flagothier C, Quatresooz P, Bourguignon R, Pierard C, Pierard G. Cutaneous stigmata of diabetes. Revue Médicale de Liège. 2005;60(5-6):553-9.
41. Malek R. Diabetes mellitus e COVID-19 Diabetes mellitus e COVID-19.
42. Paquot N, Radermecker R. Covid-19 e diabetes. Revista Médica de Liège. 2020;75:138-45.
43. Hartmann-Boyce J, Morris E, Goyder C, Kinton J, Perring J, Nunan D, et al. Diabetes e COVID-19: riscos, gestão e aprendizagens de outras catástrofes nacionais. Diabetes Care. 2020;43(8):1695-703.
44. SCHEEN A, Paquot N. A diabetes de tipo 2: viagem ao coração de uma doença complexa. Revue Médicale de Liège. 2012;67(5-6):326-31.
45. Fery F, Paquot N. Etiopatogénese e fisiopatologia da diabetes tipo 2. Revue Médicale de Liège. 2005;60(5-6):361-8.
46. Druet C, Bourdel-Marchasson I, Weill A, Eschwege E, Penfornis A, Fosse S, et al. Diabetes tipo 2 em França: epidemiologia, alterações na qualidade dos cuidados, encargos sociais e económicos. Entred 2007. La Presse Médicale. 2013;42(5):830-8.
47. Alberti KGMM, Zimmet P, Shaw J. International Diabetes Federation: a consensus on Type 2 diabetes prevention. Diabetic Medicine. 2007;24(5):451-63.
48. Atlas D. Federação Internacional de Diabetes. IDF Diabetes Atlas, 7th edn Bruxelas, Bélgica: Federação Internacional de Diabetes. 2015.
49. Chatterjee S, Khunti K, Davies MJ. Diabetes tipo 2. The Lancet. 2017;389(10085):2239-51.
50. Elbein SC, Wegner K, Kahn SE. Reduzida compensação das células beta à resistência à insulina associada à obesidade em membros de famílias caucasianas de diabéticos tipo 2. Diabetes care. 2000;23(2):221-7.
51. Matthews DR, Hosker J, Rudenski A, Naylor B, Treacher D, Turner R. Homeostasis model assessment: insulin resistance and β-cell function from fasting plasma glucose and insulin concentrations in man. Diabetologia. 1985;28(7):412-9.
52. Guillausseau P-J, Laloi-Michelin M. Physiopathology of type 2 diabetes. La revue de médecine interne. 2003;24(11):730-7.
53. Rigalleau V, Lang J, Gin H. Etiology and pathophysiology of type 2 diabetes.

Endocrinologie-Nutrition. 2007;10:10-366.
54. Lindsay J, McKillop A, Mooney M, O'Harte F, Bell P, Flatt P. Demonstração de concentrações aumentadas de insulina glicada circulante na diabetes tipo 2 humana utilizando um radioimunoensaio novo e específico. Diabetologia. 2003;46(4):475-8.
55. White MF. As proteínas IRS e o caminho comum para a diabetes. American Journal of Physiology-Endocrinology And Metabolism. 2002;283(3):E413-E22.
56. Prentki M, Nolan CJ. Falha das células β das ilhotas na diabetes tipo 2. The Journal of clinical investigation. 2006;116(7):1802-12.
57. Bouche C, Serdy S, Kahn CR, Goldfine AB. The cellular fate of glucose and its relevance in type 2 diabetes. Endocrine reviews. 2004;25(5):807-30.
58. Eguchi K, Nagai R. Islet inflammation in type 2 diabetes and physiology (Inflamação das ilhotas na diabetes tipo 2 e fisiologia). The Journal of clinical investigation. 2017;127(1):14-23.
59. Rissanen A, Howard C, Botha J, Thuren T, Investigators G. Effect of anti-IL-1ß antibody (canakinumab) on insulin secretion rates in impaired glucose tolerance or type 2 diabetes: results of a randomized, placebo-controlled trial. Diabetes, Obesidade e Metabolismo. 2012;14(12):1088-96.
60. Richardson S, Willcox A, Bone A, Foulis A, Morgan N. Islet-associated macrophages in type 2 diabetes. Diabetologia. 2009;52(8):1686-8.
61. Rorive M, Letiexhe M, Scheen A, Ziegler O. Obesity and type 2 diabetes. Revue médicale de liège. 2005;60(5-6):374-82.
62. Fumeron F. Da obesidade à diabetes tipo 2: epidemiologia e fisiopatologia. Sci Food. 2005;25(5-6):339-47.
63. Dembélé M, Sidibe A, Traoré H, Tchombou H, Zounet B, Traore A, et al. Associação HTA-Diabète sucré no serviço de Medicina Interna do Hopital du Point G-Bamako. Médecine d'Afrique noire. 2000;47:276-80.
64. Monabeka H, Bouenizabila E, Mupangu M, KIBANGOU N, ETITIELE F. Hipertensão e diabetes mellitus em 152 diabéticos hipertensos. Médecine d'Afrique Noire. 1998;45(2):105-9.
65. Krzesinski J-M, Weekers L. Hypertension and diabetes. Revista médica de Liege. 2005;60(5-6, maio-Jun):572-7.
66. Vergès B. Fisiopatologia da dislipidemia na diabetes tipo 2: novas perspectivas. Medicina das Doenças Metabólicas. 2019;13(2):140-6.
67. Tanguy B, Aboyans V. Dislipidemia e diabetes. Revues Générales Métabolisme. 2014:37-41.
68. Nilsson PM, Gudbjörnsdottir S, Eliasson B, Cederholm J. Smoking is associated with increased HbA1c values and microalbuminuria in patients with diabetes - data from the National Diabetes Register in Sweden. Diabetes & Metabolism. 2004;30(3):261-8.
69. Smith U. O tabagismo provoca a síndrome de resistência à insulina: novos

aspectos do efeito nocivo do tabagismo. Wiley Online Library; 1995. p. 435-7.
70. Magis D, Geronooz I, Scheen A. Tabagismo, resistência à insulina e diabetes tipo 2. Revue Médicale de Liège. 2002;57(9):575-81.
71. Eliasson B, Attvall S, Taskinen M-R, Smith U. The insulin resistance syndrome in smokers is related to smoking habits. Arteriosclerosis and thrombosis: a journal of vascular biology. 1994;14(12):1946-50.
72. Duclos M, Sanz C, Gautier J-F. Physical activity and prevention of type 2 diabetes. Medicina das doenças metabólicas. 2010;4(2):147-51.
73. Lameira D, Lejeune S, Mourad J-J, editores. The metabolic syndrome: its epidemiology and risks. Annales de Dermatologie et de Vénéréologie; 2008: Elsevier.
74. Ford ES, Giles WH, Dietz WH. Prevalence of the metabolic syndrome among US adults: findings from the third National Health and Nutrition Examination Survey. Jama. 2002;287(3):356-9.
75. Scheen A. A síndrome metabólica: fisiopatologia e tratamento. Atherosclerosis, atherothrombosis. 2006:162-90.
76. Junien C, Gallou-Kabani C, Vigé A, Gross M-S. Epigenómica nutricional da síndrome metabólica. M/S: médecine sciences. 2005;21(4):396-404.
77. Scheen A, Van Gaal L. Le diabete de type 2 au coeur du syndrome metabolique: plaidoyer pour une prise en charge globale. Revue Médicale de Liège. 2005;60(5-6):566- 71.
78. Remuzzi G, Benigni A, Remuzzi A. Mechanisms of progression and regression of renal lesions of chronic nephropathies and diabetes. The Journal of clinical investigation. 2006;116(2):288-96.
79. López-Novoa JM, Rodríguez-Peña AB, Ortiz A, Martínez-Salgado C, López Hernández FJ. Etiopatologia das nefropatias crónicas tubulares, glomerulares e renovasculares: Implicações clínicas. Journal of Translational Medicine. 2011;9(1):13.
80. Adler AI, Stevens RJ, Manley SE, Bilous RW, Cull CA, Holman RR, et al. Desenvolvimento e progressão da nefropatia na diabetes tipo 2: o United Kingdom Prospective Diabetes Study (UKPDS 64). Kidney International. 2003;63(1):225-32.
81. Dordevic G, Racki S. Bozidar Vujicic, Tamara Turk, Zeljka Crncevic-Orlic. Fisiopatologia e Complicações da Diabetes Mellitus. 2012:71.
82. Tonelli M, Muntner P, Lloyd A, Manns BJ, Klarenbach S, Pannu N, et al. Risk of coronary events in people with chronic kidney disease compared with those with diabetes: a population-level cohort study. The Lancet. 2012;380(9844):807-14.
83. Dabla PK. Função renal na nefropatia diabética. Revista mundial de diabetes. 2010;1(2):48-56.
84. Mogensen C. A microalbuminúria prevê a proteinúria clínica e a mortalidade precoce na diabetes de início na maturidade. New England journal of medicine. 1984;310(6):356-60.
85. Afkarian M, Sachs MC, Kestenbaum B, Hirsch IB, Tuttle KR, Himmelfarb J, et al.

Doença renal e aumento do risco de mortalidade na diabetes tipo 2. Jornal da Sociedade Americana de Nefrologia. 2013;24(2):302-8.

86. FAGOT CAMPAGNA A, Fosse S, POUTIGNAT N, WEILL A, PAUMIER A. Caraterísticas, risco vascular e complicações nos diabéticos da França metropolitana: grandes alterações entre o Entred 2001 e o Entred 2007. Bulletin épidémiologique hebdomadaire. 2009(42-43):450-5.

87. Villar E. Doenças renais relacionadas com a diabetes: epidemiologia e custos. Medicina das Doenças Metabólicas. 2011;5:S2-S7.

88. Barsoum RS. Carga da doença renal crónica: Norte de África. Kidney international supplements. 2013;3(2):164-6.

89. NIBOUCHE-HATTAB WN. ETUDE DE LA MORBIDITE AU MOMENT DU DIAGNOSTIC DU DIABETE DE TYPE 2 DE L'ADULTE: Université D'Alger 1; 2015.

90. Weekers L, Krzesinski J-M. Diabetic nephropathy. Revue Médicale de Liège. 2005;60(5-6, maio-Jun):479-86.

91. Dabla PK. Função renal na nefropatia diabética. Revista mundial de diabetes. 2010;1(2):48.

92. Schena FP, Gesualdo L. Pathogenetic mechanisms of diabetic nephropathy. Journal of the American society of nephrology. 2005;16(3 suppl 1):S30-S3.

93. Reach G, Altman J, Slama G, Tchohroutsky G. Causas e mecanismos da microangiopatia e neuropatia diabéticas. A "hipótese da glucose" e as suas consequências.
Vascular complications of diabetes (Eds Tchobroutsky G, Slama G, Assan R, Freychet P), Pradel, Paris. 1994:53-62.

94. Wolf G. Molecular mechanisms of diabetic kidney disease (Mecanismos moleculares da doença renal diabética). Actualités néphrologiques Jean Hamburger. 2005:205-16.

95. Gariani K, de Seigneux S, Pechère-Bertschi A, Philippe J, Martin P-Y. Diabetic nephropathy. Swiss Medical Journal. 2012(330):473.

96. Dronavalli S, Duka I, Bakris GL. A patogénese da nefropatia diabética. Nature clinical practice Endocrinology & metabolism. 2008;4(8):444-52.

97. Pantsulaia T. Papel do TGF-beta na patogénese da nefropatia diabética. Notícias médicas da Geórgia. 2006(131):13-8.

98. Chalkia A, Gakiopoulou H, Theohari I, Foukas PG, Vassilopoulos D, Petras D. Transforming Growth Fator-ß1/Smad Signaling in Glomerulonephritis and Its Association with Progression to Chronic Kidney Disease. American Journal of Nephrology. 2021;52(8):653-65.

99. Magee C, Grieve DJ, Watson CJ, Brazil DP. Nefropatia diabética: uma teia emaranhada para desvendar. Cardiovascular drugs and therapy. 2017;31(5):579-92.

100. Alicic RZ, Rooney MT, Tuttle KR. Doença renal diabética: desafios, progressos e possibilidades. Revista clínica da Sociedade Americana de Nefrologia.

2017;12(12):2032-45. 101. Ritz E. Manifestações clínicas e história natural da doença renal diabética. Clínicas Médicas. 2013;97(1):19-29.

102. Satchell SC. The glomerular endothelium emerges as a key player in diabetic nephropathy. Kidney International. 2012;82(9):949-51.

103. Oguntibeju O. Fisiopatologia e Complicações da Diabetes Mellitus: BoD - Books on Demand; 2012.

104. Pylypchuk G, Beaubien E. Nefropatia diabética. Prevenção e encaminhamento precoce. Canadian Family Physician. 2000;46(3):636-42.

105. Pugliese G. Atualização da história natural da nefropatia diabética. Ata diabetologica. 2014;51(6):905-15.

106. Tonna S, El-Osta A, Cooper ME, Tikellis C. Metabolic memory and diabetic nephropathy: potential role for epigenetic mechanisms (Memória metabólica e nefropatia diabética: papel potencial dos mecanismos epigenéticos). Nature Reviews Nephrology. 2010;6(6):332-41.

107. Levin A, Stevens PE, Bilous RW, Coresh J, De Francisco AL, De Jong PE, et al. Grupo de trabalho para a doença renal: melhorar os resultados globais (KDIGO) CKD. Diretrizes de prática clínica KDIGO 2012 para a avaliação e gestão da doença renal crónica. Suplementos internacionais de rim. 2013;3(1):1-150.

108. Hovind P, Tarnow L, Rossing P, Graae M, Torp I, Binder C, et al. Predictors for the development of microalbuminuria and macroalbuminuria in patients with type 1 diabetes: inception cohort study. Bmj. 2004;328(7448):1105.

109. MacIsaac RJ, Tsalamandris C, Panagiotopoulos S, Smith TJ, McNeil KJ, Jerums G. Insuficiência renal não-buminúrica na diabetes tipo 2. Diabetes care. 2004;27(1):195-200.

110. Araki S-i, Haneda M, Sugimoto T, Isono M, Isshiki K, Kashiwagi A, et al. Factores associados à remissão frequente da microalbuminúria em doentes com diabetes tipo 2. Diabetes. 2005;54(10):2983-7.

111. Tziomalos K, Athyros VG. Nefropatia Diabética: Novos Factores de Risco e Melhorias no Diagnóstico. A revisão de estudos diabéticos: RDS. 2015;12(1-2):110-8. Epub 2015/08/10.

112. Retnakaran R, Cull CA, Thorne KI, Adler AI, Holman RR, Group US. Risk factors for renal dysfunction in type 2 diabetes: UK Prospective Diabetes Study 74. diabetes. 2006;55(6):1832-9.

113. Bakris GL, Weir MR, Shanifar S, Zhang Z, Douglas J, van Dijk DJ, et al. Effects of blood pressure level on progression of diabetic nephropathy: results from the RENAAL study. Archives of internal medicine. 2003;163(13):1555-65.

114. Harper CR, Jacobson TA. Managing dyslipidemia in chronic kidney disease. Journal of the American College of Cardiology. 2008;51(25):2375-84.

115. Ejerblad E, Fored CM, Lindblad P, Fryzek J, McLaughlin JK, Nyrén O. Obesidade e risco de insuficiência renal crónica. Journal of the American society of nephrology.

2006;17(6):1695-702.
116. Kramer HJ, Nguyen QD, Curhan G, Hsu C-y. Insuficiência renal na ausência de albuminúria e retinopatia em adultos com diabetes mellitus tipo 2. Jama. 2003;289(24):3273-7.
117. Christensen PK, Larsen S, Horn T, Olsen S, Parving H-H. Causas de albuminúria em pacientes com diabetes tipo 2 sem retinopatia diabética. Kidney International. 2000;58(4):1719-31.
118. Chavers BM, Mauer SM, Ramsay RC, Steffes MW. Relação entre lesões retinianas e glomerulares em pacientes com IDDM. Diabetes. 1994;43(3):441-6.
119. Retinopatia WESoD. III. Prevalência e risco de retinopatia diabética quando a idade ao diagnóstico é de 30 anos ou mais. Arch Ophthalmol. 1984;102:527-32.
120. Sandholm N, Salem RM, McKnight AJ, Brennan EP, Forsblom C, Isakova T, et al. Novos loci de suscetibilidade associados à doença renal na diabetes tipo 1. 2012.
121. Hadjadj S, Weekers L, Marre M. Genetics of diabetic nephropathy (Genética da nefropatia diabética). Sang Thrombose Vaisseaux. 2000;12(3).
122. Vlassara H. Progressos recentes em produtos finais de glicação avançada e complicações diabéticas. Diabetes. 1997;46(Supplement_2):S19-S25.
123. Heesom AE, Hibberd ML, Millward A, Demaine AG. Polymorphism in the 5'-end of the aldose reductase gene is strongly associated with the development of diabetic nephropathy in type I diabetes. Diabetes. 1997;46(2):287-91.
124. Hadjadj S, Weekers L, Marre M. Genetics of diabetic nephropathy (Genética da nefropatia diabética). Sang Thrombose Vaisseaux. 2000;12(3):151-6.
125. Krolewski AS, Canessa M, Warram JH, Laffel LM, Christlieb R, Knowler WC, et al. Predisposição para a hipertensão e suscetibilidade para a doença renal na diabetes mellitus insulino-dependente. New England Journal of Medicine. 1988;318(3):140-5.
126. Ng D, Tai B, Koh D, Tan K, Chia K. Angiotensin-I converting enzyme insertion/deletion polymorphism and its association with diabetic nephropathy: a metaanalysis of studies reported between 1994 and 2004 and comprising 14,727 subjects. Diabetologia. 2005;48(5):1008-16.
127. Rigalleau V, Gonzalez C, Combe C, Gin H. Doença renal na DMT2: como assegurar o diagnóstico? Médecine des Maladies Métaboliques. 2011;5:S14-S8.
128. Tuttle KR, Bakris GL, Bilous RW, Chiang JL, de Boer IH, Goldstein-Fuchs J, et al. Diabetic kidney disease: a report from an ADA Consensus Conference. Diabetes Care. 2014;37(10):2864-83. Epub 2014/09/25.
129. Tuttle KR, Bakris GL, Bilous RW, Chiang JL, De Boer IH, Goldstein-Fuchs J, et al. Doença renal diabética: um relatório de uma Conferência de Consenso da ADA. Revista americana de doenças renais. 2014;64(4):510-33.
130. Piccoli GB, Grassi G, Cabiddu G, Nazha M, Roggero S, Capizzi I, et al. Doença renal diabética: uma síndrome em vez de uma única doença. A revisão de estudos diabéticos: RDS. 2015;12(1-2):87-109. Epub 2015/08/10.

131. Nelson RG, Tuttle KR. As novas diretrizes de prática clínica KDOQITM e recomendações de prática clínica para diabetes e DRC. Purificação do sangue. 2007;25(1):112-4.
132. Tuttle KR, Bakris GL, Bilous RW, Chiang JL, De Boer IH, Goldstein-Fuchs J, et al. Doença renal diabética: um relatório de uma Conferência de Consenso da ADA. Diabetes care. 2014;37(10):2864-83.
133. MacIsaac RJ, Ekinci EI. Progressão da doença renal diabética na ausência de albuminúria. Diabetes Care. 2019;42(10):1842-4.
134. Kramer H, Molitch ME. Rastreio de doença renal em adultos com diabetes. Diabetes Care. 2005;28(7):1813-6.
135. Livio F, Biollaz J, Burnier M. Estimativa da função renal pela equação MDRD: interesse e limitações para o ajustamento da dose de medicamentos. Rev Med Suisse. 2008;4(181):2596-600.
136. Stevens LA, Coresh J, Feldman HI, Greene T, Lash JP, Nelson RG, et al. Evaluation of the modification of diet in renal disease study equation in a large diverse population. Journal of the American Society of Nephrology. 2007;18(10):2749-57.
137. Prigent A, editor. Monitorização da função renal e limitações dos testes de função renal. Seminários em medicina nuclear; 2008: Elsevier.
138. Meier P. Marcadores da função renal e seus valores preditivos. Caduseus Express. 2009;11(9).
139. Maillard N, Delanaye P, Mariat C. Investigação da função glomerular renal: estimativa da taxa de filtração glomerular. Nephrology & Therapeutics. 2015;11(1):54-67.
140. Dussol B. Métodos de exploração da função renal: interesse e limites das fórmulas que permitem estimar a função renal. Immuno-analysis & Specialised Biology. 2011;26(1):6-12.
141. Levey AS, Bosch JP, Lewis JB, Greene T, Rogers N, Roth D, et al. Um método mais exato para estimar a taxa de filtração glomerular a partir da creatinina sérica: uma nova equação de previsão. Annals of internal medicine. 1999;130(6):461-70.
142. Piéroni L, Delanaye P, Boutten A, Bargnoux A-S, Rozet E, Delatour V, et al. A multicentric evaluation of IDMS-traceable creatinine enzyme assays. Clinica Chimica Ata. 2011;412(23-24):2070-5.
143. Froissart M, Delanaye P, Seronie-Vivien S, Cristol J-P, editores. Avaliação da função renal: uma atualização. Annales de Biologie Clinique; 2008: John Libbey Eurotext.
144. Dussol B. Métodos de exploração da função renal: interesse e limites das fórmulas que permitem estimar a função renal. Immuno-analysis & Specialised Biology. 2011;26(1):6-12.
145. Roger C, Carlier M-C. Albuminuria, microalbuminuria e diabetes. Revue

Francophone des Laboratoires. 2018;2018(502):44-7.

146. Zakerkish M, Shahbazian HB, Shahbazian H, Latifi SM, Aleali AM. Albuminúria e suas correlações em pacientes diabéticos tipo 2. Revista iraniana de doenças renais. 2013;7(4):268.

147. Satchell S, Tooke J. What is the mechanism of microalbuminuria in diabetes: a role for the glomerular endothelium? Diabetologia. 2008;51(5):714-25.

148. De Gaudio A, Adembri C, Grechi S, Novelli G. Microalbuminúria como um índice precoce de comprometimento da permeabilidade glomerular em pacientes sépticos pós-operatórios. Intensive care medicine. 2000;26(9):1364-8.

149. Miller W, Bruns D, Hortin G, Sandberg S, Aakre K, McQueen M, et al, editores. Dados actuais sobre a determinação da excreção urinária de albumina. Annales de Biologie Clinique; 2010.

150. Osberg I, Chase HP, Garg SK, DeAndrea A, Harris S, Hamilton R, et al. Efeitos do tempo de armazenamento e da temperatura na medição de pequenas concentrações de albumina na urina. Clinical chemistry. 1990;36(8):1428-30.

151. Brinkman JW, de Zeeuw D, Duker JJ, Gansevoort RT, Kema IP, Hillege HL, et al. Concentrações de albumina urinária falsamente baixas após armazenamento prolongado de amostras de urina congeladas. Clinical Chemistry. 2005;51(11):2181-3.

152. Elving L, Bakkeren J, Jansen M, de Kat Angelino C, De Nobel E, Van Munster P. Screening for microalbuminuria in patients with diabetes mellitus: frozen storage of urine samples decreases their albumin content. Clinical chemistry. 1989;35(2):308-10.

153. Heerspink HJL, Brinkman JW, Bakker SJ, Gansevoort RT, de Zeeuw D. Update on microalbuminuria as a biomarker in renal and cardiovascular disease. Current opinion in nephrology and hypertension. 2006;15(6):631-6.

154. Comper WD, Osicka TM, Jerums G. High prevalence of immuno-unreactive intact albumin in urine of diabetic patients. American journal of kidney diseases. 2003;41(2):336-42.

155. Osicka TM, Comper WD. Caracterização da albumina urinária imunoquimicamente não reactiva. Clinical chemistry. 2004;50(12):2286-91.

156. Osicka TM, Houlihan CA, Chan JG, Jerums G, Comper WD. Albuminuria in patients with type 1 diabetes is directly linked to changes in the lysosome-mediated degradation of albumin during renal passage. Diabetes. 2000;49(9):1579-84.

157. Schalkwijk CG, Stehouwer CD. Complicações vasculares na diabetes mellitus: o papel da disfunção endotelial. Clinical science. 2005;109(2):143-59.

158. Weir MR. Microalbuminúria em diabéticos de tipo 2: um fator de risco cardiovascular importante e negligenciado. O Jornal de Hipertensão Clínica. 2004;6(3):134-43.

159. Seronie-Vivien S, Delanaye P, Pieroni L, Mariat C, Froissart M, Cristol J-P, editores. Cystatin C: point d'étape et perspectives. Annales de Biologie Clinique;

2008: John Libbey Eurotext.
160. Newman DJ. Cystatin c. Annals of clinical biochemistry. 2002;39(2):89-104.
161. Chollet-Dallon E, Stoermann-Chopard C, MARTIN P-Y. Pode a cistatina C substituir a creatinina como marcador da taxa de filtração glomerular: Nephrology. Swiss Medical Journal. 2006;2(55):582-5.
162. Chollet-Dallon E, Stoermann-Chopard C, Martin P. Pode a cistatina C substituir a creatinina como marcador da taxa de filtração glomerular? Swiss Medical Journal. 2006;55:582.
163. Guyon M. La cystatine C: un nouveau marqueur de la fonction rénale? UHP-Université Henri Poincaré; 2001.
164. Fricker M, Wiesli P, Brändle M, Schwegler B, Schmid C. Impact of thyroid dysfunction on serum cystatin C. Kidney international. 2003;63(5):1944-7.
165. Delanaye P, Chapelle J-P, Gielen J, Krzesinski J-M, Rorive G. O valor da cistatina C na avaliação da função renal. Nephrology. 2003;24(8):457-68.
166. Laterza OF, Price CP, Scott MG. Cistatina C: um estimador melhorado da taxa de filtração glomerular? Clinical chemistry. 2002;48(5):699-707.
167. Matsushita K, Van der Velde M, Astor B, Woodward M, Levey A, De Jong P, et al. Chronic Kidney Disease Prognosis Consortium: Association of estimated glomerular filtration rate and albuminuria with all-cause and cardiovascular mortality in general population cohorts: A collaborative meta-analysis. Lancet. 2010;375(9731):2073-81.
168. Inker LA, Schmid CH, Tighiouart H, Eckfeldt JH, Feldman HI, Greene T, et al. Estimar a taxa de filtração glomerular a partir da creatinina sérica e da cistatina C. New England Journal of Medicine. 2012;367(1):20-9.
169. Stevens LA, Schmid CH, Greene T, Li L, Beck GJ, Joffe MM, et al. Outros factores para além da taxa de filtração glomerular afectam os níveis séricos de cistatina C. Kidney International. 2009;75(6):652-60.
170. Wallace A, Price A, Fleischer E, Khoury M, Filler G. Estimation of GFR in patients with cystic fibrosis: a cross-sectional study. Jornal Canadiano de Saúde e Doença Renal. 2020;7:2054358119899312.
171. Mussap M, Dalla Vestra M, Fioretto P, Saller A, Varagnolo M, Nosadini R, et al. Cystatin C is a more sensitive marker than creatinine for the estimation of GFR in type 2 diabetic patients. Kidney Int. 2002;61(4):1453-61. Epub 2002/03/29.
172. Shlipak MG, Sarnak MJ, Katz R, Fried LF, Seliger SL, Newman AB, et al. Cystatin C and the risk of death and cardiovascular events among elderly persons. New England Journal of Medicine. 2005;352(20):2049-60.
173. Lassus J, Harjola V-P. Cistatina C: um passo em frente na avaliação da função renal e do risco cardiovascular. Heart failure reviews. 2012;17(2):251-61.
174. Anouar MR, Idmoussa A, El Jahiri Y, Boukhira A, Beraou A, Chellak S. Interesse da dosagem da bêta-2-microglobulina em diferentes meios biológicos. Revue

Francophone des Laboratoires. 2011;2011(436):77-82.
175. Terrier N, Bonardet A, Descomps B, Cristol J, Dupuy A. Determinação de beta-2-microglobulina em fluidos biológicos por imunoensaio: comparação de RIA, imunohemiluminescência e imunoturbidimetria. Immunoanalysis & Specialist Biology. 2004;19(4):219-24.
176. Inker LA, Tighiouart H, Coresh J, Foster MC, Anderson AH, Beck GJ, et al. Estimativa da TFG utilizando a proteína β-traço e a ß2-microglobulina na DRC. Revista americana de doenças renais. 2016;67(1):40-8.
177. Filler G, Alvarez-Elías AC, Westreich KD, Huang S-HS, Lindsay RM. A nova fórmula CKD-EPI BTP-B2M pode ser aplicada em crianças? Pediatric Nephrology. 2016;31(12):2175-7.
178. Yoo C, Yoon DH, Kim S, Huh J, Park CS, Park CJ, et al. Beta-2 microglobulina sérica como biomarcador de prognóstico em pacientes com linfoma de células do manto. Hematological oncology. 2016;34(1):22-7.
179. Wakabayashi K, Inokuma S, Matsubara E, Onishi K, Asashima H, Nakachi S, et al. O nível sérico de β 2-microglobulina é um indicador útil da atividade da doença e da complicação da síndrome hemofagocítica no lúpus eritematoso sistémico e na doença de Still do adulto. Reumatologia clínica. 2013;32:999-1005.
180. Gluhovschi C, Gluhovschi G, Petrica L, Timar R, Velciov S, Ionita I, et al. Biomarcadores urinários na avaliação da nefropatia diabética precoce. Jornal de pesquisa sobre diabetes. 2016;2016.
181. Uwaezuoke SN. O papel dos novos biomarcadores na previsão da nefropatia diabética: uma revisão. Revista internacional de nefrologia e doença renovascular. 2017;10:221.
182. Satirapoj B. Biomarcadores tubulointersticiais para nefropatia diabética. J Diabetes Res. 2018;2018:2852398. Epub 2018/03/27.
183. Satirapoj B. Biomarcadores tubulointersticiais para nefropatia diabética. Jornal de pesquisa sobre diabetes. 2018;2018.
184. Mahfouz MH, Assiri AM, Mukhtar MH. Avaliação da lipocalina associada à gelatinase de neutrófilos (NGAL) e da proteína 4 de ligação ao retinol (RBP4) em pacientes diabéticos tipo 2 com nefropatia. Biomarker insights. 2016;11:BMI. S33191.
185. Chou K-M, Lee C-C, Chen C-H, Sun C-Y. Valor clínico de NGAL, L-FABP e albuminúria na previsão do declínio da TFG em pacientes com diabetes mellitus tipo 2. PLoS One. 2013;8(1):e54863.
186. Papadopoulou-Marketou N, Kanaka-Gantenbein C, Marketos N, Chrousos GP, Papassotiriou I. Biomarcadores de nefropatia diabética: uma atualização de 2017. Revisões críticas em ciências clínicas de laboratório. 2017;54(5):326-42.
187. Khan NU, Lin J, Liu X, Li H, Lu W, Zhong Z, et al. Informações sobre a previsão de nefropatia diabética usando biomarcadores urinários. Biochimica et Biophysica Ata (BBA)-Proteínas e Proteómica. 2020;1868(10):140475.

188. Narita T, Hosoba M, Miura T, Sasaki H, Morii T, Fujita H, et al. Uma dose baixa de losartan diminuiu as excreções urinárias de IgG, transferrina e ceruloplasmina sem reduzir a albuminúria em pacientes diabéticos tipo 2 normoalbuminúricos. Hormone and metabolic research. 2008;40(04):292-5.
189. Narita T, Sasaki H, Hosoba M, Miura T, Yoshioka N, Morii T, et al. Aumento paralelo das taxas de excreção urinária de imunoglobulina G, ceruloplasmina, transferrina e orosomucoide em doentes diabéticos normoalbuminúricos de tipo 2. Diabetes care. 2004;27(5):1176-81.
190. Tan Y, Yang Y, Zhang Z, Zhang X, Zhang Z, Liu Y. Colagénio urinário tipo IV: um indicador específico de nefropatia diabética incipiente. Jornal médico chinês. 2002;115(03):389- 94.
191. Banu N, Hara H, Okamura M, Egusa G, Yamakido M. Excreção urinária de colagénio de tipo IV e laminina na avaliação da nefropatia na DMNID: comparação com a albumina urinária e marcadores de disfunção tubular e/ou danos. Diabetes Research and Clinical Practice. 1995;29(1):57-67.
192. Haiyashi Y, Makino H, Ota Z. Concentrações séricas e urinárias de colagénio tipo IV e laminina como marcador de microangiopatia na diabetes. Diabetic medicine. 1992;9(4):366-70.
193. Torffvit O. Urinary sulphated glycosaminoglycans and Tamm-Horsfall protein in type 1 diabetic patients. Scandinavian journal of urology and nephrology. 1999;33(5):328- 32.
194. Coca SG, Nadkarni GN, Huang Y, Moledina DG, Rao V, Zhang J, et al. Plasma Biomarkers and Kidney Function Decline in Early and Established Diabetic Kidney Disease. J Am Soc Nephrol. 2017;28(9):2786-93. Epub 2017/05/10.
195. Perlman AS, Chevalier JM, Wilkinson P, Liu H, Parker T, Levine DM, et al. Serum inflammatory and immune mediators are elevated in early stage diabetic nephropathy. Annals of Clinical & Laboratory Science. 2015;45(3):256-63.
196. Uwaezuoke SN. O papel dos novos biomarcadores na previsão da nefropatia diabética: uma revisão. Revista internacional de nefrologia e doença renovascular. 2017:221-31.
197. Wu LL, Chiou C-C, Chang P-Y, Wu JT. Urinary 8-OHdG: a marker of oxidative stress to DNA and a risk fator for cancer, atherosclerosis and diabetics. Clinica chimica ata. 2004;339(1-2):1-9.
198. Li X, Lu L, Hou W, Huang T, Chen X, Qi J, et al. Epigenética na patogénese da nefropatia diabética. Ata Biochimica et Biophysica Sinica. 2022;54(2):1-10.
199. Kato M, Natarajan R. Nefropatia diabética - mecanismos epigenéticos emergentes. Nature Reviews Nephrology. 2014;10(9):517-30.
200. Musante L, Tataruch DE, Holthofer H. Utilização e isolamento de exossomas urinários como biomarcadores para a nefropatia diabética. Fronteiras em endocrinologia. 2014;5:149.

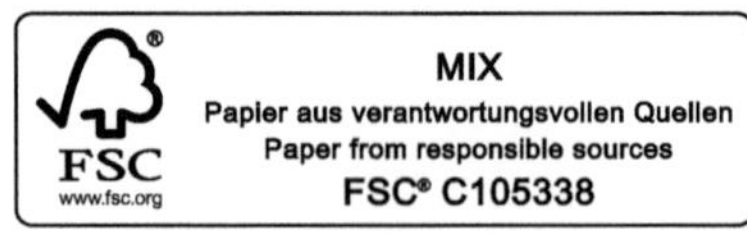

Printed by Books on Demand GmbH, Norderstedt / Germany